La guía del Bibliotecario Médico: Ansiedad, Depresión, Bipolar, y Esquizofrenia: Nutrición y Terapias Complementarias

Por William Jiang, MLS
Traducido por Jorge Alvarado

Derechos de Autor 2011 por William Jiang

Diseñado por William Jiang

Jiang, William 1972 -
La guía del bibliotecario médico: ansiedad, depresión, bipolar, y esquizofrenia: nutrición y terapias complementarias/ William Jiang, MLS
Traducido por Jorge Alvaradop.
cm.
ISBN:1470034409
EAN-13:9781470034405
1. Salud Mental

Primera edición

Tabla de Contenidos

- La risa y la depresión
- Las mascotas y la depresión
- Los videojuegos y la depresión: una mezcla peligrosa
- La Alianza Nacional de Enfermedades Mentales (NAMI) y el Grupo de Apoyo para Trastornos del Estado de Ánimo de la Ciudad de Nueva York (MDSG)

Sobre Trastorno Bipolar- 42
- El magnesio y el trastorno bipolar
- Los ácidos grasos omega-3 y el trastorno bipolar
- La medicina complementaria y alternativa (CAM) y el trastorno bipolar
- La cronoterapia y el trastorno bipolar
- La meditación para tratar la ansiedad propia del trastorno bipolar
- La higiene del sueño y el trastorno bipolar
- Mini-libro sobre la depresión, la nutrición y las terapias complementarias
- La Alianza Nacional de Enfermedades Mentales (NAMI) y el Grupo de Apoyo para Trastornos del Estado de Ánimo de la Ciudad de Nueva York (MDSG)

Sobre Esquizofrenia- 53
- Los ácidos grasos omega-3 y la esquizofrenia
- La marihuana y la esquizofrenia
- El magnesio y el cerebro
- El ejercicio y la esquizofrenia
- La alimentación y la esquizofrenia
- La dieta mediterránea y el peso saludable
- El ejercicio cerebral y la esquizofrenia
- La teanina y la esquizofrenia
- La meditación y la esquizofrenia
- La metformina y el aumento de peso a causa de los medicamentos antipsicóticos
- El cardo mariano para tratar el hígado graso en pacientes de medicamentos antipsicóticos
- La socialización para evitar la soledad
- El trabajo y la educación

Para Todos

Descargo de responsabilidades: la siguiente información no pretende sustituir las recomendaciones de su proveedor profesional de salud. Toda la información proviene de fuentes confiables, y el autor no asumirá responsabilidad por el uso que se dé a la misma.

Ocupé el cargo de Bibliotecario Jefe en la Biblioteca del Paciente y Familia del Instituto Psiquiátrico del Estado de Nueva York (NYSPI, por sus siglas en inglés), en afiliación con la Universidad de Columbia, durante siete años. El presente mini-libro se centra en el conocimiento que obtuve acerca de los tratamientos complementarios y alternativos para la ansiedad, depresión, trastorno bipolar, y esqizofrenia durante esos siete años de investigación con literatura médica.

Quiero comenzar presentando cuatro de las fuentes que uso con mayor frecuencia para responder las inquietudes de los pacientes en general:

- Para una visión general de los diferentes tipos de discapacidad mental hago uso de las publicaciones del Instituto Nacional de Salud Mental (NIMH, por sus siglas en inglés). Una búsqueda en Google puede dirigir rápidamente a dichas publicaciones, realmente confiables y útiles, que contienen desde información sobre el trastorno por déficit de atención con hiperactividad (TDAH) hasta la esquizofrenia. Muchas de estas publicaciones están disponibles para envío por correo de forma gratuita. Se trata pues de una excelente fuente de información tanto para los proveedores como para los usuarios de los programas de salud mental. El sitio web del NIMH es: http://www.nimh.nih.gov
- Hay información para pacientes disponible en inglés y español acerca de trastornos médicos y medicamentos en http://medlineplus.gov
- Para obtener información detallada acerca de medicamentos yo uso DAILYMED: http://dailymed.nlm.nih.gov/dailymed/about.cfm

- Para acceder a la misma información que los médicos emplean cuando investigan un tema en concreto yo uso MEDLINE: http://pubmed.gov. Muchos de los artículos se encuentran disponibles de forma gratuita. Los resúmenes están disponibles permanentemente, de forma que, de no poder acceder a un texto completo, siempre se puede obtener información de calidad referente a más del 90% de la base de datos.

La mayoría de la información contenida en este mini-libro se basa en resúmenes de MEDLINE, aplicando el criterio de que a los expertos debe consultárseles en sus fuentes originales. Incluyo varios artículos que tratan diferentes temas de salud. Invito a los lectores a consultar por su cuenta cualquiera de estos temas en MEDLINE, fuente completa y útil.

Nota acerca de la información contenida en este mini-libro

La mayoría de los resúmenes de los artículos citados en este mini-libro están disponibles en su versión completa en MEDLINE: http://pubmed.gov. Invito a los lectores a profundizar su conocimiento en estos temas mediante los artículos que allí se encuentran.

Salud mental general: nuestras abuelas tenían razón
Por William Jiang, MLS

Escribí el siguiente artículo en la época en que ocupé el cargo de Bibliotecario Jefe en el NYSPI/Columbia. Tuvo gran éxito entre pacientes y personal del Instituto.

Hoy en día todo es Facebook, Twitter y PlayStation 3. La incidencia del autismo aumenta, la incidencia de la ansiedad aumenta, la incidencia de la diabetes aumenta, la incidencia de muchas otras enfermedades aumenta. No voy a decir que las abuelas lo sabían absolutamente todo, pero sabían de lo que hablaban.

Ellas nos decían: "¡Sal fuera a jugar!", y tenían toda la razón. Al

7

salir a jugar al exterior se obtienen: 1) ejercicio, y 2) sol. Ambos aspectos han probado ser eficaces en el tratamiento de la ansiedad, pero ¿podrán ser también preventivos? Los niños de hoy en día se alimentan de forma muy poco saludable y emplean su tiempo con su Xbox. De este modo no sólo no hacen ejercicio ni reciben suficiente luz solar, sino que agravan el problema mediante el consumo de alimentos dañinos que causan problemas extra. Las tasas de obesidad infantil andan por los cielos. Juanito, deja ese Xbox y ve a jugar baloncesto un rato.

Las abuelas también decían que las personas que viven cerca del Ecuador son más felices. Tenían razón. La población de los países escandinavos y otros países que no reciben suficiente luz solar padece con mayor frecuencia trastornos afectivos estacionales, que son un tipo de depresión. Sin embargo, muchas personas que viven en los países que reciben plena luz solar también sufren estos trastornos. Esto se debe a que son personas que pasan todo su tiempo en sus oficinas y dentro de sus casas. Existe todo un campo de investigación que se centra en el efecto de la luz sobre los estados de ánimo de las personas: se llama cronoterapéutica. Es un campo joven pero ya ha demostrado que la luz posee poderosas propiedades antidepresivas y en algunos casos es incluso más eficaz y rápida, con un perfil de efectos secundarios mucho más positivo, que los medicamentos antidepresivos.

Las abuelas nos decían: "Cómete el pescado, sirve para el cerebro". ¡Y cuánta razón tenían! Los omega-3 que contiene el pescado no sólo son beneficiosos para el corazón sino también para el sistema nervioso y el cerebro. Los omega-3 de los aceites de pescado han probado ser beneficiosos en los trastornos del estado de ánimo como la ansiedad y el trastorno bipolar, y hace poco menos de un año se demostró que los aceites de pescado pueden prevenir la esquizofrenia en los individuos con alto riesgo de desarrollarla. Por último, los aceites de pescado también parecen poseer propiedades antiinflamatorias que pueden combatir el desarrollo de la diabetes.

Las abuelas nos decían: "Ve a dormir que ya está tarde". Tenían razón al querer habituarnos a un horario de sueño saludable. Se ha visto que los niños que se acuestan pasadas las 10 p.m. tienen mayores problemas psicológicos que los niños que se acuestan temprano. Igualmente, en medio de los estresantes estilos de vida de hoy en día, las personas que gozan de menos horas de sueño responden menos eficazmente en el trabajo, y un déficit de sueño prolongado por muchos años puede causar problemas físicos duraderos.

Las abuelas nos decían: "Cómete las verduras". La gente no consume suficiente fibra hoy en día. Así, muchas personas padecen problemas gastrointestinales que podrían haberse prevenido. Las vitaminas y minerales propias de las verduras no sólo mejoran la salud: la fibra es extremadamente importante para tratar los trastornos intestinales. De igual manera, el consumo de frutas y verduras ayuda a controlar el apetito en casos de sobrepeso.

Llámenme "ludita" si quieren, pero yo creo que es hora de retornar a las cosas fundamentales. Y no olviden hacerles una llamada de agradecimiento a sus abuelas por su sabiduría.

Sobre Ansiedad

Los ácidos grasos omega-3 y la ansiedad

Se ha visto que los ácidos grasos omega-3 detienen la esquizofrenia en su pródromo y que ayudan a las personas que padecen depresión. Las anteriores son las dos enfermedades psiquiátricas ante las cuales se conocen más comúnmente los beneficios de los aceites de pescado. Sin embargo, muchos investigadores de la comunidad médica creen que los ácidos grasos omega-3 también ayudan en casos de ansiedad. Es probable que no curen esta enfermedad, pero al compararlos con los perfiles de efectos secundarios de los agentes anti-ansiedad muestran muchas ventajas.

Título: Terapias nutricionales para los trastornos mentales ("Nutritional Therapies for Mental Disorders.")
Fuente: Lakhan, S. E. y Vieira, K. F. "Nutritional Therapies for Mental Disorders", Nutrition Journal 7.2 (2008).
Resumen: Según el Manual diagnóstico y estadístico de los trastornos mentales, 4 de las 10 principales causas de discapacidad en los Estados Unidos y otros países desarrollados son los trastornos mentales. La depresión mayor, el trastorno bipolar, la esquizofrenia y el trastorno obsesivo compulsivo (TOC) se cuentan entre los trastornos mentales más comunes que afligen numerosos países actualmente y tienen tasas de incidencia que varían desde 26% en Estados Unidos a 4% en China. Aunque parte de esta diferencia puede atribuirse a la manera en que cada proveedor de salud diagnostica los trastornos mentales, esta notable distribución también puede explicarse a la luz de estudios que demuestran cómo la carencia de ciertos nutrientes alimenticios contribuye al desarrollo de los trastornos mentales. De forma notable, la población norteamericana, así como la de países desarrollados de otras regiones, presenta niveles deficientes de vitaminas y minerales esenciales y de ácidos grasos omega-3, y la presencia de estos nutrientes es excepcionalmente deficiente en los pacientes que padecen trastornos mentales. Los estudios han mostrado que el suplemento diario de nutrientes vitales reduce de manera eficaz los síntomas de estos pacientes. Los

suplementos que contienen aminoácidos también disminuyen los síntomas, puesto que aquéllos se convierten en neurotransmisores que calman la depresión y otros trastornos. Fundamentándose en evidencia científica emergente, esta forma de tratamiento a base de suplementos nutricionales puede resultar apropiada para controlar la depresión mayor, el trastorno bipolar, la esquizofrenia y los trastornos de ansiedad, los trastornos alimenticios, el trastorno por déficit de atención con o sin hiperactividad (TDA, TDAH), la adicción y el autismo. El objetivo de este artículo es señalar los suplementos alimenticios que pueden resultar de ayuda en el tratamiento de los cuatro trastornos mentales más comunes actualmente en Norteamérica y otros países desarrollados: la depresión mayor, el trastorno bipolar, la esquizofrenia y el trastorno obsesivo compulsivo (TOC). La mayoría de antidepresivos y medicamentos prescritos similares causa efectos secundarios severos, lo que disuade a muchos pacientes a la hora de tomarlos regularmente. Es en tales pacientes que se presentan los mayores riesgos de suicidio y de hospitalización. Una forma de solucionar este problema para los psiquiatras es educarse en lo referente a los tratamientos nutricionales complementarios o alternativos. Aunque en el caso de ciertos nutrientes aún se requiere mayor investigación para determinar sus dosis recomendadas, los psiquiatras pueden recomendar dosis de suplementos alimenticios basándose en estudios previos y ajustarlas de acuerdo a los resultados que vayan obteniendo.

La meditación y el yoga en el tratamiento de la ansiedad y depresión laborales

Muchas personas desarrollan ansiedad y depresión a causa del estrés al que se enfrentan en sus lugares de trabajo. El estrés crónico puede causar ansiedad. Por ello, el siguiente artículo puede resultar de interés especial para las personas que desempeñan su trabajo diario en ambientes particularmente estresantes.

Título: Una prueba aleatorizada y controlada de la meditación para tratar el estrés, la ansiedad y la depresión laborales de trabajadores de tiempo completo. ("A randomized, controlled trial of meditation for work stress, anxiety and depressed mood in full-time workers.")

Fuente: Manocha, R., Black, D., et al. "A randomized, controlled trial of meditation for work stress, anxiety and depressed mood in full-time workers", Evidence-Based Complementary and Alternative Medicine (2011).

Resumen: El objetivo de este artículo es evaluar el efecto de la meditación sobre el estrés, la ansiedad y la depresión laborales en trabajadores de tiempo completo mediante el siguiente método: 178 trabajadores adultos divididos en 3 grupos participaron durante 8 semanas en una prueba aleatorizada controlada que buscaba comparar la meditación de tipo "silencio mental" (n = 59) con una "relajación" de control activo (n = 56) y un control de lista de espera (n = 63). Los participantes fueron evaluados previa y posteriormente mediante el Cuestionario de presión psicológica (PSQ, por sus siglas en inglés), una subescala del Test de estrés ocupacional (OSI, por sus siglas en inglés), el componente de estado del Test de ansiedad de estado/rasgo para adultos (STAI, por sus siglas en inglés) y la subescala depresión/desánimo (DD) del Perfil de estados de ánimo (POMS, por sus siglas en inglés). Como resultado se vio una mejora significativa en el grupo de la meditación frente a los grupos de control con relajación y control de lista de espera en el PSQ (P = 026) y la DD (P = 019). Conclusiones: las técnicas de meditación fundamentadas en el silencio, en este caso la meditación Sahaja Yoga, componen una estrategia eficaz y segura para tratar el estrés laboral y los sentimientos depresivos. Los hallazgos sugieren que la "reducción de pensamientos" o "silencio mental" puede tener efectos específicos relacionados con el tratamiento del estrés laboral y la salud ocupacional general.

Las técnicas de respiración del yoga para tratar la ansiedad

Además de la meditación y la contemplación (mindfulness), una modalidad medicinal complementaria y alternativa que se pasa por alto frecuentemente en los tratamientos de la ansiedad es la respiración practicada en el yoga. DHARA es uno de los líderes en la aplicación de este tratamiento en los Estados Unidos (http://www.dharanyc.org). A continuación cito un artículo de la publicación del año 2009 del Annals of the New York Academy of Sciences referente a la eficacia de la respiración yoga:

Título: La respiración yoga, la meditación y la longevidad. ("Yoga breathing, meditation and longevity.")
Fuente: Brown, R. P. y Gerberg, P. L. "Yoga breathing, meditation and longevity", Annals of the New York Academy of Sciences (2009): 54-62.
Resumen: La respiración yoga es una parte importante de las prácticas medicinales y espirituales de las tradiciones indo-tibetanas. Considerada fundamental en el desarrollo del bienestar físico, así como de la meditación, la consciencia plena y la iluminación, es en sí misma una forma de meditación y una preparación para la meditación más profunda. La técnica de respiración del yoga (pranayama) puede hacer concentrar la mente en el momento presente de forma rápida para reducir el estrés. En este artículo reseñamos los datos que muestran el efecto del funcionamiento de la respiración sobre los mecanismos de la longevidad en formas que coinciden parcialmente con la meditación y en otras formas que, aun realzándolos sinérgicamente, difieren de los efectos de esta última. También proveemos evidencia clínica para el empleo del yoga en los tratamientos de la depresión, la ansiedad, los trastornos por estrés postraumático y las víctimas de desastres masivos. Al inducir una resistencia ante el estrés, las técnicas de respiración nos permiten liberarnos rápida y consistentemente de muchas formas de sufrimiento.

El ejercicio, la meditación y el yoga para tratar la ansiedad

Según el siguiente artículo, el yoga y el ejercicio son eficaces para tratar la ansiedad y la depresión. A diferencia de lo defendido en el artículo anterior, estos autores cuestionan la eficacia de la meditación en los casos de ansiedad. La medicina no es una ciencia exacta: algunos estudios muestran resultados divergentes de otros. Sin embargo, a modo de anécdota, cuando yo siento

13

ansiedad practico la meditación y entro a un estado en el que los niveles de ansiedad descienden notoriamente y la sensación de bienestar general aumenta.

Título: El ejercicio, el yoga y la meditación ante los trastornos depresivos y de ansiedad. ("Exercise, yoga, and meditation for depressive and anxiety disorders.")

Fuente: Saeed, Sy Atezaz; Antonacci, Diana J. y Bloch, Richard M. "Exercise, yoga, and meditation for depressive and anxiety disorders", American Family Physician 81.8 (2010): 981-86.

Resumen: La ansiedad y la depresión son enfermedades comunes entre aquellas personas que buscan someterse a terapias complementarias o alternativas como el ejercicio, la meditación, el tai chi, el qijong y el yoga. El empleo de estos tratamientos va en aumento. Varios estudios realizados sobre el ejercicio y el yoga han demostrado una efectividad terapéutica superior a los controles médicos sin actividad física y comparable a la de los tratamientos para la depresión y la ansiedad establecidos (como la terapia de comportamiento cognitivo, la sertralina, la imipramina, etc.). El ejercicio energético (con un gasto energético de, por ejemplo, 17,5 kcal/kg semanales) y el ejercicio aeróbico frecuente (realizado, por ejemplo, entre 3 y 5 veces a la semana) reducen los síntomas de la depresión mucho más que los regímenes de ejercicio menos intensos. La meditación y el ejercicio de forma conjunta tienen efectos positivos como tratamientos adyuvantes en los casos de trastornos depresivos, aunque algunos estudios han mostrado múltiples debilidades metodológicas. Para los casos de ansiedad el ejercicio y el yoga han mostrado efectos positivos, pero la evidencia disponible sobre los efectos del ejercicio sobre la ansiedad es menor a la disponible para los casos de depresión. El tai chi, el qijong y la meditación no han mostrado efectividad como tratamientos alternativos para la depresión y la ansiedad.

La aromaterapia y la ansiedad

Algunos agentes propios de la aromaterapia pueden poseer propiedades ansiolíticas tal como se expone en el siguiente

14

artículo. Los aromas tienen el poder de aliviar la depresión, la ansiedad y el estrés, así como de dirigir la mente hacia un estado de calma. Un incienso de sándalo que yo utilizo es el Nag Champa. Cuando practico la meditación, hago uso del incienso Nag Champa porque su aroma y propiedades me tranquilizan muy rápidamente, de forma que puedo efectuar con mucha mayor profundidad el ejercicio. De la meditación y el Nag Champa puede decirse que están hechos el uno para el otro. Son como una dosis doble de bienestar.

Título: Los aceites esenciales y la aromaterapia ansiolítica. ("Essential oils and anxiolytic aromatherapy")
Fuente: Setzer, W. N. "Essential oils and anxiolytic aromatherapy", Natural product communications 4:9 (2009): 1305-16.
Resumen: Actualmente se usan muchos aceites esenciales como agentes aromaterapéuticos para el tratamiento de la ansiedad, el estrés y la depresión. Los aceites ansiolíticos más populares incluyen la lavanda (Lavandula angustifolia), la rosa Damascena (Rosa damascena), el naranjo dulce (Citrus sinensis), la bergamota (Citrus aurantium), el limón (Citrus limon), el sándalo (Santalum album), la salvia sclarea (Salvia sclarea), la manzanilla (Anthemis nobilis) y el geranio (Pelargonium sp.). Este artículo enumera los constituyentes químicos y los efectos que estos aceites esenciales tienen sobre el sistema nervioso central, así como los estudios recientes efectuados sobre las actividades ansiolíticas de otros aceites esenciales.

El ejercicio en el tratamiento de la depresión y la ansiedad

El ejercicio regular puede ser beneficioso en los casos de trastornos de ansiedad.

Título: El ejercicio en el tratamiento de la depresión y la ansiedad. ("Exercise for the treatment of depression and anxiety.")
Fuente: Carek, P. J.; Laibstain, S. E. y Carek, S. M. "Exercise for the treatment of depression and anxiety", International Journal of Psychiatry in Medicine 41.1 (2011): 15-28.

Resumen: La depresión y la ansiedad son las enfermedades psiquiátricas más comunes actualmente, afectando a millones de personas sólo en los Estados Unidos. Los tratamientos para estos padecimientos son múltiples y su eficacia varía en grados. Se ha asociado la actividad física con menores indicios de depresión y ansiedad. Ciertamente a la actividad física se le ha asociado siempre con una mejor salud, mayor bienestar físico y psicológico y una mayor función cognitiva. Por su parte, la inactividad física parece estar relacionada con un mayor desarrollo de trastornos psicológicos. Varios estudios apoyan el uso del ejercicio en los tratamientos de la depresión. El ejercicio se compara favorablemente con los medicamentos antidepresivos a modo de tratamiento de elección para la depresión leve/moderada y se ha comprobado su efectividad en el tratamiento de síntomas de forma conjunta con los medicamentos. Aunque no ha sido suficientemente estudiado, el ejercicio ha mostrado ser un tratamiento alternativo eficaz y poco costoso ante una variedad de trastornos de ansiedad. Sin embargo, y sin negar dicha eficacia, el ejercicio no parece poder reducir la ansiedad de forma tan notable como los psicofármacos.

La música y la ansiedad

Por sentido común se sabe que ciertos tipos de música influencian estados mentales varios. El siguiente artículo de la Harvard Review of Psychiatry se basa en estudios clínicos para indicar que la música puede influenciar el cerebro y, posiblemente, jugar un importante papel como tratamiento adyuvante en los casos de ansiedad.

Título: La implicaciones de la música para la salud mental: estudios clínicos y neurocientíficos. ("Mental health implications of music: insight from neuroscientific and clinical studies.")
Fuente: Lin, S. T.; Yang, P.; Lai, S. I., et al. "Mental health implications of music: insight from neuroscientific and clinical studies", Harvard Review of Psychiatry 19.1 (2011): 34-46.
Resumen: Los estudios clínicos y neurocientíficos de las últimas

dos décadas acerca de la música han aumentado sustancialmente nuestra comprensión de su empleo como forma de terapia. Los autores efectúan una reseña breve de la literatura referente a los efectos de la música sobre diferentes enfermedades mentales, y examinan varias teorías neurobiológicas que pueden explicar su eficacia o ineficacia a la hora de tratar trastornos psiquiátricos. Los estudios han mostrado que la música es un agente capaz de influenciar procesos neurobiológicos complejos en el cerebro y sugieren que, potencialmente, puede jugar un papel importante en los tratamientos. Los estudios clínicos proveen cierta evidencia de que la música como terapia puede ser empleada de manera alternativa para tratar la depresión, el autismo, la esquizofrenia y la demencia, así como también problemas de desasosiego, ansiedad, insomnio y abuso de sustancias, aunque no se ha determinado que con su efectividad pueda reemplazar las otras formas de tratamiento. Las investigaciones futuras deberán incluir estudios traslacionales que involucren tanto a la medicina clínica como a la neurociencia para investigar los efectos a largo plazo de la intervención con música y posibilitar el desarrollo de nuevas estrategias para este tipo de terapia.

La risa y la ansiedad

La risa puede ayudar a las personas que padecen ansiedad, como se señala en los artículos "Make them laugh. Therapeutic humor for patients with grief-related stress or anxiety" ("Hágalos reír: el humor como terapia para los pacientes de estrés o ansiedad traumáticos") y "Laughter: nature's epileptoid catharsis" ("La risa: la catarsis epileptoide natural"). No dispongo de buenos resúmenes para citar en lo que se refiere a este tema pero, para usar un viejo dicho, la risa es la mejor medicina. Conseguir un buen libro de chistes cuesta poco dinero. Algunas aplicaciones gratuitas de iPhone y Android traen chistes muy buenos. Tomar el hábito de leer chistes a diario puede ser una forma de entretenimiento muy saludable, y puede de paso permitir la formación de un buen repertorio para hacer reír a amigos y familiares.

Las mascotas y la ansiedad

Las mascotas son fuente de comodidad y compañía para muchas personas. Incluso en un hospital un perro amistoso puede ayudar a disminuir la ansiedad de un paciente. Los perros brindan amor incondicional a cambio de atención, alimento y cuidado. En casa, las mascotas como los perros son una gran responsabilidad, pero cuidar o salir a pasear regularmente a un perro puede beneficiar a las personas en tanto las hace sentir necesarias para ese otro ser vivo. El ejercicio que se hace gracias a esta actividad y la posible socialización con otras personas son beneficios adicionales. Desde antes del antiguo Egipto se considera a los gatos como excelentes mascotas y, además, mantienen las casas libres de roedores. Incluso los peces de colores pueden iluminar el día y reducir nuestra ansiedad al verlos nadar sosegadamente en sus peceras. No obstante, si las mascotas resultan ser factores de estrés, puede tomarse por hábito el cuidado de plantas de jardín o caseras, actividad que puede tener la misma influencia benéfica sobre el estado del ánimo que el cuidado de mascotas y, como valor agregado, las plantas refrescan el ambiente y embellecen los hogares.

Título: Visita terapéutica de mascotas en hospitales. ("Animal-assisted therapy in health care facilities.")
Fuente: Jofré, Leonor. "Visita terapéutica de mascotas en hospitales", Revista chilena infectología 22.3 (2005): 257-63.
Resumen: La visita terapéutica de mascotas a pacientes hospitalizados es un programa de intervención que tiene importantes beneficios en el manejo de pacientes con patologías crónicas y hospitalizaciones prolongadas. La interrelación que se produce entre los pacientes y los animales facilita la adaptación a un ambiente nuevo y estresante como el hospitalario, ayudando con ello no sólo a disminuir la ansiedad, el estrés, el dolor y la presión arterial, sino también incrementar la movilidad y fuerza muscular. Esta modalidad de terapia puede ser llevada a cabo por la propia mascota o por animales especialmente entrenados. El perro es el animal más utilizado por su facilidad de entrenamiento y sociabilidad. Tanto los pacientes como los animales que

participan en estos programas, requieren de una serie de cuidados para evitar la transmisión de zoonosis, evitar fenómenos alérgicos y accidentes durante la visita. La incorporación de visitas terapéuticas de mascotas a pacientes hospitalizados requiere de una constante revisión de guías y objetivos del programa.

Los videojuegos y la ansiedad: una mezcla peligrosa

De acuerdo al siguiente artículo, parece haber una relación directa entre el uso excesivo de las videoconsolas o el internet y la ansiedad y la depresión. Debido al número creciente de adultos aficionados a los videojuegos y al desarrollo de juegos masivos como World of Warcraft, la ansiedad causada por el exceso en esta actividad puede atacar a personas de cualquier edad. Lo mismo puede decirse de la mayor incidencia de casos de ansiedad en personas que exceden el uso del internet y los computadores. En su quinta edición, el Manual diagnóstico y estadístico de los trastornos mentales —que probablemente sea el libro más importante y completo acerca de los trastornos mentales en el momento de su publicación— considera la adicción a los videojuegos como una nueva categoría de trastorno, separado de los trastornos de ansiedad, puesto que su incidencia parece hacerse incontrolable, particularmente en Asia. De esto se deduce que el uso compulsivo o excesivo de los videojuegos y el internet debe evitarse en casos de ansiedad, para prevenir un empeoramiento. Como alternativa ante los videojuegos siempre tendremos los viejos deportes al aire libre, o ¿por qué no dar una simple caminata por el parque?

Título: La adicción al internet y a los videojuegos: fenomenología, comorbilidad, etiología, diagnóstico e implicaciones terapéuticas para los adictos y sus familiares. ("Internet and computer game addiction: phenomenology, comorbidity, etiology, diagnostics and therapeutic implications for the addictives and their relatives.")
Fuente: Peukert, P.; Sieslack, S.; Barth, G. y Batra, A. "Internet and computer game addiction: phenomenology, comorbidity, etiology, diagnostics and therapeutic implications for the addictives and their relatives", Psychiatrische Praxis 37.5 (2010): 219-24.

Resumen: Objetivo: el uso excesivo del internet y las videoconsolas ha incrementado hasta volverse un problema en el cuidado de pacientes ambulatorios. Este artículo pretende ofrecer una visión general acerca de la discusión científica actual en cuanto al uso excesivo y la adicción al internet y a las videoconsolas. Métodos: los autores hicieron uso de Pubmed con fines de investigación y búsqueda sistemática de literatura original referente al tipo de adicción mencionada. Resultados: los datos epidemiológicos recientes provenientes de Alemania sugieren que entre el 1,5% y el 3,5% de los usuarios adolescentes de las videoconsolas y el internet muestran signos de adicción a los mismos. Además, hay evidencia de que el trastorno está relacionado con una mayor incidencia de depresión y ansiedad, así como una reducción en el desempeño académico. Aunque la asignación nosológica permanece indeterminada, a partir de información neurobiológico hay evidencia de que el trastorno puede conceptualizarse como adicción conductual. Como estrategia de tratamiento se han propuesto las técnicas de la Terapia Cognitivo-conductual (CBT, por sus siglas en inglés), pero existe una carencia de pruebas clínicas controladas en cuanto a su efectividad. Conclusiones: en vista de que las personas adictas generalmente muestran poca motivación para cambiar su conducta, consideramos que una aproximación promisoria es tratar y capacitar a sus familiares con el objetivo de aumentar su motivación.

La Alianza Nacional de Enfermedades Mentales (NAMI) y el Grupo de Apoyo para Trastornos del Estado de Ánimo de la Ciudad de Nueva York (MDSG)

La NAMI

Si busca apoyo en su caso de ansiedad, existe una red nacional de Alianzas locales. Si usted vive en una ciudad, es probable que haya una NAMI cerca a usted. NAMI es el acrónimo de National Alliance on Mental Illness (Alianza Nacional de Enfermedades Mentales). Los grupos que se reúnen en la NAMI pueden resultar útiles para encontrar información y apoyo, especialmente en caso de que usted esté pasando por su peor crisis.

http://www.nami.org

El MDSG

Si usted vive en la Ciudad de Nueva York y busca apoyo en su caso de ansiedad, existe un grupo paritario muy unido que se reúne dos veces por semana en un hospital de Manhattan. MDSG significa Mood Disorders Support Group (Grupo de Apoyo para Trastornos del Estado de Ánimo), y centenares de personas acuden a él cada año en busca de apoyo para sus trastornos de ansiedad y similares.

http://www.mdsg.org

Sobre Depresión

Los ácidos grasos omega-3 y la depresión

Es relativamente conocido el hecho de que el aceite de pescado puede ayudar a las personas que padecen trastornos del ánimo.

Título: Terapias nutricionales para los trastornos mentales ("Nutritional Therapies for Mental Disorders.")
Fuente: Lakhan, S. E. y Vieira, K. F. "Nutritional Therapies for Mental Disorders", Nutrition Journal 7.2 (2008).
Resumen: Según el Manual diagnóstico y estadístico de los trastornos mentales, 4 de las 10 principales causas de discapacidad en los Estados Unidos y otros países desarrollados son los trastornos mentales. La depresión mayor, el trastorno bipolar, la esquizofrenia y el trastorno obsesivo compulsivo (TOC) se cuentan entre los trastornos mentales más comunes que afligen numerosos países actualmente y tienen tasas de incidencia que varían desde 26% en Estados Unidos a 4% en China. Aunque parte de esta diferencia puede atribuirse a la manera en que cada proveedor de salud diagnostica los trastornos mentales, esta notable distribución también puede explicarse a la luz de estudios que demuestran cómo la carencia de ciertos nutrientes alimenticios contribuye al desarrollo de los trastornos mentales. De forma notable, la población norteamericana, así como la de países desarrollados de otras regiones, presenta niveles deficientes de vitaminas y minerales esenciales y de ácidos grasos omega-3, y la presencia de estos nutrientes es excepcionalmente deficiente en los pacientes que padecen trastornos mentales. Los estudios han mostrado que el suplemento diario de nutrientes vitales reduce de manera eficaz los síntomas de estos pacientes. Los suplementos que contienen aminoácidos también disminuyen los síntomas, puesto que aquéllos se convierten en neurotransmisores que calman la depresión y otros trastornos. Fundamentándose en evidencia científica emergente, esta forma de tratamiento a base de suplementos nutricionales puede resultar apropiada para controlar la depresión mayor, el trastorno bipolar, la esquizofrenia y los trastornos de ansiedad, los trastornos alimenticios, el

trastorno por déficit de atención con o sin hiperactividad (TDA, TDAH), la adicción y el autismo. El objetivo de este artículo es señalar los suplementos alimenticios que pueden resultar de ayuda en el tratamiento de los cuatro trastornos mentales más comunes actualmente en Norteamérica y otros países desarrollados: la depresión mayor, el trastorno bipolar, la esquizofrenia y el trastorno obsesivo compulsivo (TOC). La mayoría de antidepresivos y medicamentos prescritos similares causa efectos secundarios severos, lo que disuade a muchos pacientes a la hora de tomarlos regularmente. Es en tales pacientes que se presentan los mayores riesgos de suicidio y de hospitalización. Una forma de solucionar este problema para los psiquiatras es educarse en lo referente a los tratamientos nutricionales complementarios o alternativos. Aunque en el caso de ciertos nutrientes aún se requiere mayor investigación para determinar sus dosis recomendadas, los psiquiatras pueden recomendar dosis de suplementos alimenticios basándose en estudios previos y ajustarlas de acuerdo a los resultados que vayan obteniendo.

La vitamina D y la depresión

La carencia de vitamina D puede causar depresión, y en Norteamérica muchas personas no reciben la suficiente luz solar. Ésta ayuda a la piel a producir la vitamina D de forma natural. Se estima que 1 de cada 4 adultos mayores presenta una deficiencia severa de vitamina D, y en Norteamérica las personas de piel oscura tienen un riesgo mayor de desarrollar esta deficiencia. Existen muchas razones por las que una persona puede no estar recibiendo la suficiente luz solar, pero dos de las más comunes son vivir en una latitud alta y pasar mucho tiempo en lugares cerrados. El trabajo de oficina mantiene a muchas personas alejadas del sol y por ello su piel no es capaz de producir suficiente vitamina D. El siguiente artículo se centra en la carencia de vitamina D entre las poblaciones de las latitudes más altas.

Título: La vitamina D y las latitudes del norte: un área de riesgo endémico para la deficiencia de vitamina D ("Vitamin D and living in northern latitudes--an endemic risk area for vitamin D deficiency.")

Fuente: Huotari, A. y Herzig, K. H. "Vitamin D and living in northern latitudes--an endemic risk area for vitamin D deficiency", International Journal of Circumpolar Health 67.2-3 (2008): 164-78.

Resumen: [...] La vitamina D es una hormona de estructura esteroide que la piel produce mediante su exposición a la radiación ultravioleta o al obtenerla de ciertos productos alimenticios (por ejemplo, el hígado). Su producción se encuentra mediada por el receptor de la vitamina D, perteneciente a la familia de los receptores nucleares, que ejerce su función como factor de transcripción que regula varios genes concretos. Los metabolitos activos de la vitamina D juegan un importante papel en la homeostasis del calcio y el fosfato. La deficiencia de esta vitamina trae como resultado una disminución de la mineralización ósea y un mayor riesgo de fracturas. Además de esto, la vitamina D está relacionada con una variedad de enfermedades que incluye tipos de cáncer, debilidades musculares, hipertensión, enfermedades autoinmunes, esclerosis múltiple, diabetes tipo 1, esquizofrenia y depresión. [...]

Los antioxidantes y la depresión

El siguiente artículo menciona el vínculo potencial entre el rol protector de los antioxidantes —incluyendo el zinc— y la etiología de la depresión. La razón por la que muchos profesionales de la salud recomiendan el consumo de vitamínicos tiene que ver no sólo con factores físicos, sino también mentales.

Título: Los antioxidantes como antidepresivos: ¿realidad o ficción? ("Antioxidants as Antidepressants: Fact or Fiction?")

Fuente: Scapagnini, Giovanni; Davinelli, Sergio, et al. "Antioxidants as Antidepressants: Fact or Fiction?", CNS Drugs 26.6 (2012): 477-90.

Resumen: La depresión es una enfermedad con un patrón biológico de etiología complejo que involucra factores genéticos y epigenéticos, a la vez que diferentes estresores ambientales. La evidencia reciente sugiere que los procesos de estrés oxidativo pueden tener un papel importante en el mecanismo patogénico subyacente a muchos trastornos siquiátricos mayores, incluyendo la depresión. Se ha observado que las especies reactivas de oxígeno y nitrógeno modulan los niveles y la actividad de la noradrenalina (norepinefrina), la serotonina, la dopamina y el glutamato, los principales neurotransmisores involucrados en la neurobiología de la depresión. A la depresión mayor se le ha asociado con concentraciones bajas de varios compuestos antioxidantes endógenos tales como la vitamina E, el zinc y la coenzima Q10, o enzimas como el glutatión peroxidasa, y con una deficiencia del estado antioxidante total. Estas observaciones introducen nuevos objetivos potenciales para el desarrollo de intervenciones terapéuticas basadas en compuestos antioxidantes. El presente artículo se centra en el posible rol de los procesos de estrés oxidativo en la patogénesis de la depresión. Se discute asimismo el potencial terapéutico de los compuestos antioxidantes como tratamiento coadyuvante para los antidepresivos convencionales. Por ejemplo, se observó que la N-acetil-cisteína produjo una mejoría significativa sobre los síntomas depresivos en una prueba aleatoria controlada con placebo. Adicionalmente, se ha observado que la curcumina, el pigmento amarillo del curry, interfiere significativamente en la homeostasis neuronal de oxidación-reducción en el sistema nervioso central y produce actividad antidepresiva en varios modelos animales de depresión gracias a su habilidad para inhibir las monoamino oxidasas. Es necesario desarrollar tratamientos de mayor tolerancia y eficacia contra los trastornos depresivos, para lo cual varios tratamientos antioxidantes se revelan prometedores y merecedores de mayores estudios.

La hierba de San Juan y la depresión

La hierba de San Juan o corazoncillo es muy popular entre las personas que padecen depresión leve y moderada. Si usted decide probar este suplemento herbal consulte primero con su médico, puesto que algunos fármacos hacen interacciones con la planta y pueden presentarse efectos secundarios adversos.

Título: La hierba de San Juan: una evaluación general. ("St. John's wort - an overview.")

Fuente: Linde, Klaus. "St. John's wort - an overview", Forschende Komplementärmedizin 16.3 (2009): 146-55.

Resumen: Este artículo pretende resumir el conocimiento disponible sobre la hierba de San Juan (Hypericum perforatum), una de las plantas medicinales más antiguas y mejor estudiadas. El extracto seco es la presentación más importante en el mercado, pero una variedad de preparaciones se encuentra disponible. Los trastornos depresivos, según los estándares de diagnóstico actuales, son sus indicaciones más frecuentes y mejor estudiadas, aunque la indicación tradicional más amplia de "trastornos psico-vegetativos, trastornos depresivos, ansiedad y/o agitación nerviosa", incluyendo diagnósticos tales como trastornos somatomorfos, describe quizás con mayor exactitud el empleo que muchos practicantes dan al corazoncillo o hierba de San Juan. Su mecanismo de acción preciso es aún desconocido, pero la investigación disponible muestra claramente que varios constituyentes bioactivos contribuyen a los efectos clínicos reportados, a menudo en forma sinérgica. Los extractos de la planta han mostrado actividad en modelos farmacológicos relacionados con efectos antidepresivos. Pruebas clínicas aleatorizadas han mostrado que los extractos son más eficaces que el placebo y comparables a los antidepresivos estándares, aunque con una mejor tolerabilidad en el tratamiento de episodios de depresión mayor. El riesgo más notable asociado con el extracto de la hierba de San Juan es su interacción con los fármacos. Por consiguiente, los médicos deben estar al tanto del consumo de la planta por sus pacientes. Si se toman las medidas necesarias ante el riesgo de interacción, los extractos de buena calidad de la hierba de San Juan pueden ser una herramienta eficaz y segura bajo el manejo de profesionales de la salud cualificados.

La SAM-e para tratar la depresión, evaluada junto con el omega-3 y a la hierba de San Juan

La S-adenosil metionina (SAM-e) puede causar manía en individuos propensos, como aquellos que se encuentran en la fase depresiva del trastorno bipolar. Consulte a su médico sobre su caso particular antes de probar este suplemento herbal.

Título: Medicina alternativa y complementaria para el tratamiento del trastorno depresivo mayor. ("Complementary and alternative medicine for the treatment of major depressive disorder.")

Fuente: Nahas, Richard. "Complementary and alternative medicine for the treatment of major depressive disorder", Canadian Family Physician 57.6 (2011): 659-63.

Resumen: Objetivo: reseñar la evidencia que apoya la aplicación de la medicina complementaria y alternativa en el tratamiento de la depresión mayor.

Calidad de la evidencia: se efectuó una búsqueda en PubMed mediante los términos trastorno depresivo, hierba de San Juan, S-adenosil metionina (SAM-e), ejercicio, acupuntura, ácidos grasos omega-3 y folatos para seleccionar pruebas relevantes realizadas en seres humanos entre enero de 1966 y febrero de 2010.

Mensaje principal: en un meta-análisis extenso, la hierba de San Juan mostró ser equivalente a los fármacos antidepresivos con menos efectos adversos. El ejercicio redujo las tasas de depresión en 3 meta-análisis. Los ácidos grasos omega-3 redujeron las tasas de depresión en un meta-análisis de 16 pruebas, pero se identificaron parcialidades en la publicación. La monoterapia vía oral con SAM-e redujo las tasas de depresión en 4 de 5 pruebas aleatorizadas controladas pequeñas. La deficiencia de folatos se asocia con una depresión más severa y refractaria; su suplemento redujo las tasas de depresión en 2 de 3 pruebas aleatorizadas controladas. La acupuntura mostró una eficacia limitada en 1 meta-análisis y 5 pruebas.

Conclusión: la hierba de San Juan y el ejercicio regular parecen ser eficaces en el tratamiento de la depresión. La acupuntura parece ser ineficaz en el tratamiento de la depresión, pero puede proveer otros tipos de beneficio. Otras terapias prometedoras incluyen el SAM-e, los ácidos grasos omega-3 y el suplemento de ácido fólico en pacientes selectos. Se espera mayor investigación.

La meditación y el yoga para la depresión y ansiedad laborales

Muchas personas desarrollan ansiedad y depresión a causa del estrés al que se enfrentan en sus lugares de trabajo. El estrés crónico puede causar depresión y ansiedad. Por ello, el siguiente artículo puede resultar de interés especial para las personas que desempeñan su trabajo diario en ambientes particularmente estresantes.

Título: Una prueba aleatorizada y controlada de la meditación para tratar el estrés, la ansiedad y la depresión laborales de trabajadores de tiempo completo. ("A randomized, controlled trial of meditation for work stress, anxiety and depressed mood in full-time workers.")
Fuente: Manocha, R., Black, D., et al. "A randomized, controlled trial of meditation for work stress, anxiety and depressed mood in full-time workers", Evidence-Based Complementary and Alternative Medicine (2011).
Resumen: El objetivo de este artículo es evaluar el efecto de la meditación sobre el estrés, la ansiedad y la depresión laborales en trabajadores de tiempo completo mediante el siguiente método: 178 trabajadores adultos divididos en 3 grupos participaron durante 8 semanas en una prueba aleatorizada controlada que buscaba comparar la meditación de tipo "silencio mental" (n = 59) con una "relajación" de control activo (n = 56) y un control de lista de espera (n = 63). Los participantes fueron evaluados previa y posteriormente mediante el Cuestionario de presión psicológica (PSQ, por sus siglas en inglés), una subescala del Test de estrés ocupacional (OSI, por sus siglas en inglés), el componente de estado del Test de ansiedad de estado/rasgo para adultos (STAI, por sus siglas en inglés) y la subescala depresión/desánimo (DD) del Perfil de estados de ánimo (POMS, por sus siglas en inglés). Como resultado se vio una mejora significativa en el grupo de la

meditación frente a los grupos de control con relajación y control de lista de espera en el PSQ (P = 026) y la DD (P = 019). Conclusiones: las técnicas de meditación fundamentadas en el silencio, en este caso la meditación Sahaja Yoga, componen una estrategia eficaz y segura para tratar el estrés laboral y los sentimientos depresivos. Los hallazgos sugieren que la "reducción de pensamientos" o "silencio mental" puede tener efectos específicos relacionados con el tratamiento del estrés laboral y la salud ocupacional general.

Las técnicas de respiración del yoga para tratar la depresión

Además de la meditación y la contemplación (mindfulness), una modalidad medicinal complementaria y alternativa que se pasa por alto frecuentemente en los tratamientos de la depresión es la respiración practicada en el yoga. DHARA es uno de los líderes en la aplicación de este tratamiento en los Estados Unidos (http://www.dharanyc.org). A continuación cito un artículo de la publicación del año 2009 del Annals of the New York Academy of Sciences referente a la eficacia de la respiración yoga:

Título: La respiración yoga, la meditación y la longevidad. ("Yoga breathing, meditation and longevity.")
Fuente: Brown, R. P. y Gerbarg, P. L. "Yoga breathing, meditation and longevity", Annals of the New York Academy of Sciences (2009): 54-62.
Resumen: La respiración yoga es una parte importante de las prácticas medicinales y espirituales de las tradiciones indo-tibetanas. Considerada fundamental en el desarrollo del bienestar físico, así como de la meditación, la consciencia plena y la iluminación, es en sí misma una forma de meditación y una preparación para la meditación más profunda. La técnica de respiración del yoga (pranayama) puede hacer concentrar la mente en el momento presente de forma rápida para reducir el estrés. En este artículo reseñamos los datos que muestran el efecto del funcionamiento de la respiración sobre los mecanismos de la longevidad en formas que coinciden parcialmente con la meditación y en otras formas

que, aun realzándolos sinérgicamente, difieren de los efectos de esta última. También proveemos evidencia clínica para el empleo del yoga en los tratamientos de la depresión, la ansiedad, los trastornos por estrés postraumático y las víctimas de desastres masivos. Al inducir una resistencia ante el estrés, las técnicas de respiración nos permiten liberarnos rápida y consistentemente de muchas formas de sufrimiento.

La oración y la depresión

Todo el tiempo escuchamos que las personas que cultivan la oración y la fe encuentran un factor de protección para la salud mental en dicha práctica. El siguiente análisis extenso y sistemático corrobora esta idea.

Título: La conexión entre la religiosidad y la salud mental ("Religiousness and mental health: a review.")
Fuente: Moreira-Almeida, Alexander; Lotufo Neto, Francisco y Koenig, Harold G. "Religiousness and mental health: a review", Revista Brasileira de Psiquiatria 28.3 (2006): 242-50.
Resumen: Objetivo: la conexión entre la religiosidad y la salud mental ha sido extensa materia de controversia. Este artículo reseña la evidencia científica disponible referente a la relación entre la religión y la salud mental.
Método: los autores presentan los principales estudios y las conclusiones de una evaluación sistemática mayor que incluye 850 estudios acerca de la relación de la religión y la salud mental publicados durante el siglo XX, consultados en varias bases de datos. Igualmente se incluye una actualización de los hallazgos publicados a partir del año 2000, incluyendo investigaciones realizadas en Brasil, y un contexto histórico breve y metodológico.
Discusión: la mayoría de los estudios conducidos de forma confiable halló que los mayores niveles de religiosidad están asociados de manera positiva con indicadores de bienestar psicológico (satisfacción vital, felicidad, afectividad positiva y mejores estados de ánimo), a la vez que con menores características depresivas, ideas y comportamientos suicidas y alcoholismo o drogadicción. Generalmente el impacto positivo de la religiosidad sobre la salud mental es más notable entre los individuos enfrentados a circunstancias estresantes (ancianidad,

30

discapacidades, enfermedades, etc.). Finalmente se discuten las posibilidades teóricas de los hallazgos clínicos referentes a la conexión entre la religiosidad y la salud mental.

Conclusión: existe evidencia de que la religiosidad está relacionada con la mejoría de la salud mental. Es necesario profundizar en la comprensión de los factores mediadores de esta asociación para posibilitar su empleo en la práctica clínica.

El sueño y la depresión

Un sueño nocturno saludable es importante a la hora de mantener la salud mental. La interrupción constante del sueño puede ser un síntoma de depresión.

Título: Los ritmos circadianos y la depresión. ("Circadian rhythms and depression.")
Fuente: Boyce, P. y Barriball, E. "Circadian rhythms and depression", Australian Family Physician 39.5 (2010): 307-10.
Resumen: Los síntomas de depresión que sugieren un problema de tipo circadiano incluyen levantarse demasiado temprano, fluctuaciones diurnas del estado de ánimo, fluctuaciones en la arquitectura del sueño, fluctuaciones en el nadir de la temperatura y niveles pico del cortisol. La terapia del ritmo social interpersonal ayuda en el terreno de las relaciones interpersonales para posibilitar estabilizar convenciones sociales tales como los horarios de sueño y vigilia, de alimentación, de contacto social, etc. La terapia de luz brillante se emplea en el tratamiento de trastornos afectivos estacionales.

La cronoterapia y la depresión

La cronoterapia, de la cual hace parte la terapia con luz, puede resultar útil en el tratamiento de los trastornos afectivos estaciones (SAD, por sus siglas en inglés). He leído acerca de una población de adultos mayores que, sin padecer SAD específicamente, encontraron ayuda en la terapia con luz. Sin embargo, un exceso en la luz terapéutica puede causar manía, por lo que lo más

31

recomendable es consultar a un médico acerca del empleo seguro de este tipo de terapias.

Título: Fundamentos y empleos de la terapia con luz. ("Illuminating rationale and uses for light therapy.")
Fuente: Shirani, A. y St. Louis, E. K. "Illuminating rationale and uses for light therapy", Journal of Clinical Sleep Medicine 5.2 (2009): 155-63.
Resumen: La terapia con luz está siendo aplicada de forma creciente para tratar una variedad de enfermedades psiquiátricas que incluyen los trastornos circadianos del sueño, los trastornos afectivos estacionales y la demencia. Este artículo se enfoca en los fundamentos de la neurobiología circadiana, crucial para comprender la influencia de la terapia a base de luz sobre las funciones cerebrales, los estados de ánimo y los trastornos del sueño, así como las aplicaciones eficaces de esta terapia en la práctica clínica.

La depresión y el mal empleo de la luz

En oposición al empleo terapéutico de la luz en la mañana, el cual puede resultar eficaz en casos de trastorno afectivo estacional (TAE) y en ciertos casos de depresiones no relacionadas con el mismo, la exposición nocturna a la luz de dispositivos electrónicos o tablets tales como iPad, Kindle Fire, Nook y Android puede ser un factor contribuyente al desarrollo de depresión clínica. Muchas fuentes de luz pueden traer efectos negativos similares al emplearse durante las horas de la noche. La iluminación proveniente de las pantallas de computadores de escritorio o portátiles, e incluso de televisores grandes, puede ocasionar efectos similares. Según investigadores de la Universidad de Ohio, incluso la exposición a luces tenues en las horas de la tarde podría contribuir al agravamiento de los síntomas depresivos en ratones de laboratorio. Existe otro estudio que confirma la teoría relacionada con el empleo de los computadores. La exposición a la luz durante la noche parece ser causa de confusión mental y alteración del ritmo circadiano, lo que conlleva un riesgo mayor a desarrollar depresión clínica.

Título: La exposición crónica a luces tenues durante la noche provoca fenotipos depresivos: posible papel del factor de necrosis tumoral (TNF). ("Chronic Dim Light at Night Provokes Depression-like Phenotype: Possible Role for TNF.")

Fuente: Bedrosian, T. A.; Weil, Z. M. y Nelson, R. J. "Chronic Dim Light at Night Provokes Depression-like Phenotype: Possible Role for TNF.", Molecular Psychiatry 17.759 (2012).

Resumen: La incidencia de depresión mayor ha aumentado durante las últimas décadas y la población femenina es dos veces más propensa a desarrollar el trastorno que la población masculina. Es casi seguro que ciertos cambios ambientales recientes están relacionados con este fenómeno, pero el conjunto de factores aún no se ha identificado por completo. La prevalencia de la exposición a la luz artificial nocturna (LAN, por sus siglas en inglés) ha aumentado durante los últimos 50 años, coincidiendo con las crecientes tasas de depresión. Se relaciona a la exposición crónica a la luz artificial durante la noche con mayores riesgos de desarrollar cáncer de seno, obesidad y trastornos anímicos, aunque la vinculación con estos últimos no se ha caracterizado por completo. En este estudio se investigaron los efectos depresivos de la exposición crónica a 5 lux de iluminación artificial nocturna en hámsteres hembra. Usando este modelo, también se caracterizó la expresión del factor neurotrófico del hipocampo derivado del cerebro, así como la morfología dendrítica del hipocampo, y se investigó la reversibilidad de estos cambios una, dos o cuatro semanas tras la eliminación de la luz artificial nocturna. Subsecuentemente, se exploró el mecanismo de acción, con enfoque sobre las citosinas proinflamatorias del hipocampo en función de su doble rol en la plasticidad sináptica y la patogénesis de la depresión. Utilizando PCR cuantitativa con transcripción inversa, se identificó un aumento reversible del factor de necrosis tumoral del hipocampo (TNF, por sus siglas en inglés), mas no una expresión de interleucina-1 Beta ARNm en hámsteres expuestos a la luz artificial nocturna. La infusión intracerebroventricular directa de un inhibidor negativo dominante de TNF soluble, XPro1595, previo el desarrollo de comportamientos depresivos tras la exposición a la luz artificial nocturna, pero no tuvo efecto alguno sobre las espinas dendríticas en el hipocampo. Estos resultados indican un rol parcial del TNF en el fenotipo depresivo reversible observado bajo la exposición a la luz artificial tenue durante la noche. Cambios ambientales recientes, tales como la exposición a la luz artificial nocturna, podrían requerir mayor atención como posibles factores contribuyentes a las crecientes tasas de trastornos anímicos.

El ejercicio y la salud mental general

Tanto la mente como el cuerpo reciben efectos positivos del ejercicio.

Título: El ejercicio y la salud mental: razones para practicarlo. ("Exercise and mental health: many reasons to move.")
Fuente: Deslandes, Andréa; Moraes, Helena; Ferreira, Camila, et al. "Exercise and mental health: many reasons to move", Neuropsychobiology 59.4 (2009): 191-8.
Resumen: La relación entre la actividad física y la salud mental ha sido investigada de forma extensa, y varias hipótesis han sido formuladas al respecto. Específicamente durante el envejecimiento, el ejercicio físico puede representar un tratamiento adyuvante potencial para los trastornos neuro-psiquiátricos y las discapacidades cognitivas, ayudando a retrasar el inicio de los procesos neurodegenerativos. Aunque el ejercicio mismo puede convertirse en un factor de estrés, está demostrado que reduce los efectos nocivos de otros estresantes realizándose de forma moderada. La liberación de neurotransmisores, los factores neurotróficos y de neurogénesis y la alteración de los flujos sanguíneos cerebrales son algunos de los conceptos relacionados aquí. En este artículo se analizan los efectos potenciales del ejercicio sobre el proceso de envejecimiento y la salud mental, de acuerdo a los hallazgos recientes de investigaciones sobre seres humanos y animales. La extensa evidencia presente en la literatura actual sugiere que el ejercicio garantiza el buen funcionamiento cerebral.

El efecto antidepresivo de correr

Se dice que el ejercicio actúa como un segundo antidepresivo.

Título: Correr es provechoso como antidepresivo. ("Running is rewarding and antidepressive.")
Fuente: Brené, S; Bjornebekk, A.; Aberg, E., et al. "Running is rewarding and antidepressive", Physiology & Behavior 92.1-2 (2007): 136-40.
Resumen: Los comportamientos naturales tales como comer, beber, reproducirse y ejercitarse activan los circuitos de recompensa cerebral, de forma que el individuo se habitúa a ellos. Sin embargo, los psicofármacos son aún más potentes para activar estos circuitos. Los comportamientos recompensantes y las drogas adictivas también afectan otras partes del cerebro no directamente relacionadas con los circuitos de recompensa. Por ejemplo, el ejercicio de correr incrementa la neurogénesis en el hipocampo y es benéfico como antidepresivo en el modelo genético tanto animal como humano. En el presente artículo discutimos y comparamos los cambios neuroquímicos y funcionales cerebrales propios del ejercicio y el consumo de estupefacientes, enfocándonos en el hipocampo y los circuitos de recompensa cerebrales.

La aromaterapia y la depresión

Los aromas pueden modificar nuestros estados de ánimo. En el siguiente artículo sobre la aromaterapia y la depresión se habla de las esencias que tienen el efecto más potente sobre el estado de ánimo.
Título: Los aceites esenciales y la aromaterapia ansiolítica. ("Essential oils and anxiolytic aromatherapy")
Fuente: Setzer, W. N. "Essential oils and anxiolytic aromatherapy", Natural product communications 4:9 (2009): 1305-16.
Resumen: Actualmente se usan muchos aceites esenciales como agentes aromaterapéuticos para el tratamiento de la ansiedad, el estrés y la depresión. Los aceites ansiolíticos más populares incluyen la lavanda (Lavandula angustifolia), la rosa Damascena

(Rosa damascena), el naranjo dulce (Citrus sinensis), la bergamota (Citrus aurantium), el limón (Citrus limon), el sándalo (Santalum album), la salvia sclarea (Salvia sclarea), la manzanilla (Anthemis nobilis) y el geranio (Pelargonium sp.). Este artículo enumera los constituyentes químicos y los efectos que estos aceites esenciales tienen sobre el sistema nervioso central, así como los estudios recientes efectuados sobre las actividades ansiolíticas de otros aceites esenciales.

La música y la depresión

Dicen que la música tranquiliza a las bestias... Y parece que lo mismo puede decirse sobre la bestia llamada depresión.

Título: La implicaciones de la música para la salud mental: estudios clínicos y neurocientíficos. ("Mental health implications of music: insight from neuroscientific and clinical studies.")
Fuente: Lin, S. T.; Yang, P.; Lai, S. I., et al. "Mental health implications of music: insight from neuroscientific and clinical studies", Harvard Review of Psychiatry 19.1 (2011): 34-46.
Resumen: Los estudios clínicos y neurocientíficos de las últimas dos décadas acerca de la música han aumentado sustancialmente nuestra comprensión de su empleo como forma de terapia. Los autores efectúan una reseña breve de la literatura referente a los efectos de la música sobre diferentes enfermedades mentales, y examinan varias teorías neurobiológicas que pueden explicar su eficacia o ineficacia a la hora de tratar trastornos psiquiátricos. Los estudios han mostrado que la música es un agente capaz de influenciar procesos neurobiológicos complejos en el cerebro y sugieren que, potencialmente, puede jugar un papel importante en los tratamientos. Los estudios clínicos proveen cierta evidencia de que la música como terapia puede ser empleada de manera alternativa para tratar la depresión, el autismo, la esquizofrenia y la demencia, así como también problemas de desasosiego, ansiedad, insomnio y abuso de sustancias, aunque no se ha determinado que con su efectividad pueda reemplazar las otras formas de tratamiento. Las investigaciones futuras deberán incluir

estudios traslacionales que involucren tanto a la medicina clínica como a la neurociencia para investigar los efectos a largo plazo de la intervención con música y posibilitar el desarrollo de nuevas estrategias para este tipo de terapia.

La depresión y la pareja

La fuente de apoyo personal de cada cual tiene tanto el poder de fortalecer como de lastimar. Siempre deben buscarse compañías positivas. El beneficio es múltiple.

Título: "En la salud y en la enfermedad": las relaciones interpersonales y el desarrollo individual. ("For better or worse: interpersonal relationships and individual outcome.")
Fuente: Lewis, Jerry M. "For better or worse: interpersonal relationships and individual outcome", American Journal of Psychiatry 155.5 (1998): 582-9.
Resumen: a la par que la psiquiatría biológica cobra atención, es importante enfatizar que las relaciones de pareja pueden jugar un papel crucial en el desarrollo individual. Las teorías psicoanalíticas referentes a las relaciones con los objetos, la auto-psicología y el psicoanálisis relacional reflejan este énfasis y, a un nivel mayor, la escuela de psiquiatría interpersonal se enfoca selectivamente en la conexión de las relaciones personales con la salud. En el presente artículo se presentan diez premisas centrales de la escuela interpersonal, seguidas de reseñas selectas breves de tres conjuntos de datos empíricos: estudios de matrimonios y familias estables, el papel de las relaciones de pareja en el tratamiento de las consecuencias en la edad adulta de experiencias infantiles traumáticas y, por último, la relación de las variables maritales con el inicio y el desarrollo de los trastornos depresivos. La experiencia y los hallazgos clínicos sugieren que en el tratamiento de parejas y familias puede resultar útil emplear técnicas diseñadas para incrementar la intensidad de los vínculos afectivos y reparar los inevitables debilitamientos de esos vínculos. También se subraya que los estudios psicofisiológicos recientes sugieren que lo que se deriva tanto de los vínculos afectivos intensos como

de su debilitamiento (confianza, conflicto), puede influenciar la reactividad vascular y la competencia inmunológica celular. Tales estudios sugieren que aquello de "en la salud y en la enfermedad" que atraviesan las relaciones de pareja puede tener implicaciones tanto fisiológicas como psicológicas.

La risa y la depresión

Aunque en este estudio la risa no alteró significativamente, a corto plazo, el padecimiento depresivo de los participantes, sí incrementó su capacidad de resistencia y su calidad de vida. Son evidentes los beneficios de estos aspectos, y se dice siempre que la risa es la mejor medicina. Además, la risa no tiene efectos adversos. Tomar el hábito de hojear libros de chistes, por ejemplo, puede tener resultados positivos de largo plazo sobre la salud general. Y, en caso de que uno no posea el hábito de la lectura, algo tan simple como ver comediantes vía Youtube puede poner de buen humor.

Título: Los efectos de la risa sobre la depresión, la calidad de vida, la resistencia y la respuesta inmunológica entre sobrevivientes de cáncer de pecho. ("Effects of laughter therapy on depression, quality of life, resilience and immune responses in breast cancer survivors.")
Fuente: Cho, E. A. y Oh, H. E. "Effects of laughter therapy on depression, quality of life, resilience and immune responses in breast cancer survivors", Journal of Korean Academy of Nursing 41.3 (2011): 285-93.
Resumen: Propósito: presentar un estudio en el que se examinaron los efectos de la risa sobre la depresión, la calidad de vida, la resistencia y la respuesta inmunológica en sobrevivientes de cáncer de pecho.
Métodos: se conformó un grupo cuasi-experimental, de control no equivalente, sobre el cual se efectuaron tests previos y posteriores a la prueba. Los 37 participantes, sobrevivientes de cáncer de pecho que habían finalizado sus terapias de radiación y quimioterapia, fueron distribuidos entre un grupo experimental

(16 personas) y un grupo de control (21 personas). El ejercicio se realizó entre los meses de agosto y noviembre del año 2009. El grupo experimental participó en 8 terapias a base de risa, llevadas a cabo dos veces por semana con una duración de 60 minutos cada una. Se usaron cuestionarios especiales para evaluar los niveles de depresión, calidad de vida y resistencia previos y posteriores a la prueba. Se usó un test sanguíneo para analizar los cambios en los niveles totales de células T colaboradoras y supresoras, la proporción Tc/Ts celular, las células B, la proporción T/B celular y las células NK.

Resultados: los resultados mostraron que la terapia a base de risa fue eficaz en el incremento de la calidad de vida y la resistencia de los sobrevivientes de cáncer de pecho. Sin embargo, la depresión y la respuesta inmunológica no presentaron una diferencia significativa entre los grupos.

Conclusión: los resultados del estudio indican que la terapia a base de risa puede ser una intervención eficaz para incrementar la calidad de vida y la resistencia en sobrevivientes de cáncer de pecho.

Las mascotas y la depresión

El mejor amigo del hombre puede salvarle la vida.

Título: El valor terapéutico de las mascotas. ("The therapeutic value of pets.")
Fuente: Fitzgerald, F. T. "The therapeutic value of pets", Western Journal of Medicine 144.1 (1986): 103-5.
Resumen: Aunque los animales domésticos pueden transmitir enfermedades y provocar accidentes, pueden resultar de ayuda para la salud humana. Los estudios sugieren que los animales de compañía, además de su conocida capacidad de ayudar en casos de discapacidad, pueden atenuar la depresión, brindar solaz a los solitarios, facilitar la psicoterapia, sociabilizar a criminales, disminuir la presión sanguínea, incrementar la resistencia ante infartos de miocardio y mitigar el sufrimiento social propio del envejecimiento en nuestra sociedad.

Los videojuegos y la depresión: una mezcla peligrosa

De acuerdo al siguiente artículo, parece haber una relación directa entre el uso excesivo de las videoconsolas o el internet y la depresión. Debido al número creciente de adultos aficionados a los videojuegos y al desarrollo de juegos masivos como World of Warcraft, la depresión causada por el exceso en esta actividad puede atacar a personas de cualquier edad. Lo mismo puede decirse de la mayor incidencia de casos de depresión y tendencias suicidas en personas que exceden el uso del internet y los computadores. En su quinta edición, el Manual diagnóstico y estadístico de los trastornos mentales —que probablemente sea el libro más importante y completo acerca de los trastornos mentales en el momento de su publicación— considera la adicción a los videojuegos como una nueva categoría de trastorno, separado de los trastornos de ansiedad, puesto que su incidencia parece hacerse incontrolable, particularmente en Asia. De esto se deduce que el uso compulsivo o excesivo de los videojuegos e internet debe evitarse en casos de depresión, para prevenir un empeoramiento. Como alternativa ante los videojuegos siempre tendremos los viejos deportes al aire libre, o ¿por qué no dar una simple caminata por el parque?

Título: La tristeza y el suicidio en conexión con el uso excesivo de videojuegos e internet entre adolescentes: resultados de la encuesta de comportamientos juveniles de riesgo de los años 2007 y 2009. ("Sadness, suicide, and their association with video game and internet overuse among teens: results from the youth risk behavior survey 2007 and 2009.")
Fuente: Messias, Erick; Castro, Juan; Saini, Anil, et al. "Sadness, suicide, and their association with video game and internet overuse among teens: results from the youth risk behavior survey 2007 and 2009", Suicide & Life-Threatening Behavior 41.3 (2011): 307-15.
Resumen: Se investigó la asociación existente entre el uso excesivo de videojuegos e internet y el suicidio juvenil. Los datos se recogieron a partir de la encuesta de comportamientos juveniles de riesgo (Youth Risk Behavior Survey, YRBS) de los años 2007 y 2009, un sondeo realizado sobre estudiantes de secundaria

representativo para Estados Unidos (N = 14,041 en el año 2007 y N = 16,410 en el año 2009). Los jóvenes que reportaron más de 5 horas diarias de uso de videojuegos/internet en 2009 presentaron un riesgo mayor de padecer tristeza (índice de probabilidad ajustado y ponderado, intervalo de confianza de 95% = 2,1; 1,7 - 2,5), ideas suicidas (1,7; 1,3 - 2,1) e intentos suicidas (1,5; 1,1 - 1,9). En el sondeo del año 2007 se registró el mismo patrón. Estos hallazgos sugieren una conexión entre el uso excesivo de los videojuegos y el internet y el riesgo de depresión y suicidio entre los adolescentes.

La Alianza Nacional de Enfermedades Mentales (NAMI) y el Grupo de Apoyo para Trastornos del Estado de Ánimo de la Ciudad de Nueva York (MDSG)

La NAMI

Si busca apoyo en su caso de depresión, existe una red nacional de Alianzas locales. Si usted vive en una ciudad, es probable que haya una NAMI cerca a usted. NAMI es el acrónimo de National Alliance on Mental Illness (Alianza Nacional de Enfermedades Mentales). Los grupos que se reúnen en la NAMI pueden resultar útiles para encontrar información y apoyo, especialmente en caso de que usted esté pasando por su peor crisis.

http://www.nami.org

El MDSG

Si usted vive en la Ciudad de Nueva York y busca apoyo en su caso de depresión, existe un grupo paritario muy unido que se reúne dos veces por semana en un hospital de Manhattan. MDSG significa Mood Disorders Support Group (Grupo de Apoyo para Trastornos del Estado de Ánimo), y centenares de personas acuden a él cada año en busca de apoyo para sus trastornos de depresión y similares.

http://www.mdsg.org

Sobre Trastorno Bipolar

El magnesio y el trastorno bipolar

Un estudio del National Center for Health Statistics realizado en los años 1999 y 2000 estimó que el magnesio —esencial para la salud cardiovascular y un factor necesario para cerca de 300 reacciones enzimáticas del organismo— es consumido en niveles inferiores a las cantidades diarias recomendadas por aproximadamente ¼ del total de adultos norteamericanos. ¿Cuál es la causa de esta deficiencia? Los norteamericanos consumen demasiados alimentos procesados (los cuales contienen bajos niveles de magnesio en su mayoría) y muy pocas verduras, granos, frutas y demás alimentos ricos en el mineral.

En el siguiente artículo se encuentra, enterrada bajo de la jerga técnica, una joya clínica que indica que un nivel saludable de magnesio se correlaciona con un mejor estado clínico en los pacientes de medicamentos psicotrópicos, incluyendo fármacos antimaníacos y estabilizadores del estado de ánimo.

El magnesio no es nocivo en niveles adecuados, y su presencia en la sangre parece ser particularmente benéfica en las personas que padecen trastornos del estado de ánimo.

Título: Las interacciones entre el magnesio y los medicamentos psicotrópicos. ("Interactions between magnesium and psycothropic drugs.")
Fuente: Nechifor, M. "Interactions between magnesium and psycothropic drugs", Magnesium Research 21.2 (2008): 97-100.
Resumen: Los medicamentos psicotrópicos (antidepresivos, antimaníacos, antipsicóticos, opioides analgésicos, entre otros) se cuentan entre los fármacos más comunes. Entre estos medicamentos y el magnesio ocurren interacciones farmacocinéticas y farmacodinámicas. En comparación con las personas sanas, en los pacientes de depresión mayor (DM) se encontraron niveles bajos de magnesio eritrocitario (44 +/- 2,7 mg/L en grupos DM frente a 59,1 +/- 3,2 mg/L en grupos

controlados, p < 0,01). Las terapias con sertralina (150 mg/día, vía oral, por 21 días) o con amitriptilina (3x25 mg/día, vía oral, por 28 días) incrementaron significativamente la concentración de magnesio eritrocitario (56,9 +/- 5,22 mg/L tras el uso de la sertralina contra 44 +/- 2,7 mg/L previos al uso de la sertralina, p < 0,01). En pacientes de esquizofrenia paranoica severa, la concentración de magnesio eritrocitario se encontraba disminuida en comparación con las personas saludables. El haloperidol (8 mg/día, vía oral, por 21 días) y la risperidona (6 mg/día, vía oral, por 21 días) incrementaron significativamente la concentración de magnesio eritrocitario (46,21 +/- 3,1 mg/L previos al uso del haloperidol; 54,6 +/- 2,7 mg/L tras el uso del haloperidol, p < 0,05). Medicamentos antimaníacos (estabilizadores del estado de ánimo) como la carbamazepina (600 mg/día, vía oral, por 4 semanas) y el valproato de sodio (900 mg/día, vía oral, por 4 semanas) incrementaron significativamente los niveles de magnesio en los pacientes de trastorno bipolar tipo I. Los niveles mayores de magnesio se correlacionaron positivamente con mejorías en el estado clínico. La información disponible sugiere que el incremento del magnesio eritrocitario actúa en el mecanismo de acción de algunos medicamentos psicotrópicos. El suplemento de magnesio disminuyó la intensidad de la dependencia a los medicamentos mórficos. En los heroinómanos, la concentración de magnesio plasmático disminuyó.

Los ácidos grasos omega-3 y el trastorno bipolar

Los ácidos grasos omega-3, como aquellos provenientes de los aceites de pescado, han obtenido gran popularidad gracias a sus funciones neuro- y cardioprotectivas. El siguiente fragmento del resumen de un meta-análisis sostiene que el omega-3 es útil en el tratamiento de la depresión bipolar; sin embargo, no parece ser eficaz para tratar la manía. Un meta-análisis es una combinación de estudios para evaluar sus resultados en lo referente a la efectividad de una intervención particular, ya sea esta efectuada a base de aceite de pescado, medicamentos cardiacos, etc.

Título: El omega-3 ante el trastorno bipolar: meta-análisis de su uso en manías y depresión bipolar. ("Omega-3 for bipolar disorder: meta-analyses of use in mania and bipolar depression.")
Fuente: Sarris, J.; Mischoulon, D. y Schweitzer, I. "Omega-3 for bipolar disorder: meta-analyses of use in mania and bipolar depression", Journal of Clinical Psychiatry (2011).
Resumen: [...] Conclusiones: los hallazgos meta-analíticos proveen evidencia considerable de que los síntomas de la depresión bipolar pueden disminuirse mediante el empleo adyuvante del ácido graso omega-3. Esta evidencia, no obstante, no favorece su empleo adyuvante para la atenuación de la manía.

La medicina complementaria y alternativa (CAM, por sus siglas en inglés) y el trastorno bipolar

Los siguientes dos artículos discuten varias intervenciones mediante CAM. La combinación de nutrientes con estabilizadores del estado de ánimo y medicamentos antipsicóticos en la depresión bipolar, y los aminoácidos de cadena ramificada y magnesio en las manías, mostraron cierta efectividad. También se analizan los ácidos grasos omega-3, las fórmulas multinutrientes, la acupuntura, la N-acetilcisteína y el L-triptófano. El corazoncillo o hierba de San Juan y la S-Adenosil metionina (SAM-e) parecen ser riesgosos en el tratamiento de la depresión bipolar debido a la posibilidad de inducir estados maníacos. Pero también se menciona que la hierba de San Juan interactúa con muchos medicamentos. La aromaterapia, la masoterapia y el yoga no cuentan con suficientes estudios para recomendar su aplicación.

Primer artículo
Título: El trastorno bipolar y la medicina complementaria: evidencia disponible, cuestiones de seguridad y consideraciones clínicas. ("Bipolar disorder and complementary medicine: current evidence, safety issues, and clinical considerations.")
Fuente: Sarris, J.; Lake, J. y Hoenders, R. "Bipolar disorder and complementary medicine: current evidence, safety issues, and clinical considerations", Journal of Alternative and

Complementary Medicine 17.10 (2011): 881-90.
Resumen: Contexto: el trastorno afectivo bipolar (TAB) es un síndrome debilitante que frecuentemente es mal diagnosticado y tratado de manera insuficiente. Algunos sondeos poblacionales muestran que las personas que padecen el trastorno generalmente se auto-medican acudiendo a la medicina complementaria y alternativa (CAM, por sus siglas en inglés) o a terapias integrativas, a pesar de la limitada evidencia clínica que favorece su uso. Hasta el momento, ningún análisis se ha enfocado específicamente en los tratamientos no convencionales del TAB. Objetivos: presentar una evaluación de las intervenciones no convencionales (complementarias e integrativas) examinadas en pruebas clínicas sobre el TAB, y ofrecer una guía provisional hacia un uso integrativo acertado de la CAM en el tratamiento. Métodos: mediante las palabras claves TAB y CAM, se consultó PubMed, CINAHL,(®) Web of Science y la base de datos de la Cochrane Library en busca de pruebas clínicas sobre seres humanos durante el año 2010. Los tamaños de los efectos (Cohen) fueron calculados con los datos disponibles. Resultados: fueron identificados varios estudios de calidad sobre nutrientes en combinación con estabilizadores del estado de ánimo y medicamentos antipsicóticos convencionales para el TAB con resultados positivos, mientras que los aminoácidos de cadena ramificada y el magnesio fueron eficaces (pocos estudios) para atenuar la manía. Sobre el tratamiento de la depresión bipolar la evidencia no es concreta en cuanto al omega-3, aunque algunos estudios aislados proveen apoyo provisional a las fórmulas multinutrientes, la N-acetilcisteína y el L-triptófano. En un estudio, la acupuntura mostró efectos favorables pero poco significativos sobre la manía y la depresión. Conclusión: la evidencia disponible apoya el tratamiento integrativo del TAB combinando estabilizadores del estado de ánimo y nutrientes selectos. Otras CAM o modalidades integradas usadas en el tratamiento del TAB no han recibido el suficiente estudio hasta el momento, aunque hay algunos hallazgos tempranos prometedores. Algunas CAM e intervenciones integrativas pueden ser útiles y considerables en el momento de formular un plan de tratamiento para el TAB. Se espera que las advertencias de seguridad y las consideraciones clínicas que se ofrecen en este artículo impulsen la práctica segura y científica de un tratamiento integrativo del TAB.

Segundo artículo

Título: Medicina complementaria y alternativa para el tratamiento del trastorno bipolar. ("Complementary and alternative medicine in the treatment of bipolar disorder--a review of the evidence.")

Fuente: Andreescu, C.; Mulsant, B. H. y Emanuel, J. E. "Complementary and alternative medicine in the treatment of bipolar disorder--a review of the evidence", Journal of Affective Disorders 10.1-2 (2008):16-26.

Resumen: Un número creciente de pacientes de trastornos del estado de ánimo hacen uso de la medicina complementaria y alternativa (CAM). En este artículo reseñamos la evidencia científica publicada referente a los beneficios y riesgos de la CAM en el tratamiento de pacientes con trastorno bipolar. En vista de que muy pocos estudios han incluido a pacientes de trastorno bipolar, la mayoría de la información disponible se deriva de pruebas conducidas sobre pacientes de trastorno depresivo mayor. El empleo de los ácidos grasos omega-3 ha sido estudiado en dos pruebas controladas sobre el trastorno bipolar, mientras que la aplicación del corazoncillo o hierba de San Juan (Hypericum perforatum), la S-adenosil metionina (SAM-e) y la acupuntura ha sido estudiada en una serie de pruebas aleatorizadas controladas sobre pacientes de depresión mayor. De modo general, la mejor evidencia favorece el uso de la hierba de San Juan en el tratamiento de la depresión leve/moderada. La SAM-e puede también ser eficaz para la depresión. No obstante, ambos productos tienen el potencial de inducir manía; el alcance de este riesgo requiere ser cuantificado. La hierba de San Juan también puede interactuar con varios medicamentos. En cuanto a los beneficios del omega-3 y la acupuntura, la evidencia es inconsistente. Los estudios referentes a otras intervenciones de CAM (por ejemplo la aromaterapia, la masoterapia, y el yoga) son prácticamente inexistentes. En conclusión, se requieren mayores estudios antes de poder recomendar la aplicación de la CAM en los tratamientos del trastorno bipolar. Por el momento, los pacientes deben ser informados acerca de los riesgos asociados con el empleo de este tipo de intervenciones.

La cronoterapia y el trastorno bipolar

En los siguientes dos artículos se presentan los métodos de la cronoterapia. En el primero se sostiene que las técnicas cronoterapéuticas de la privación del sueño (SD, por sus siglas en inglés), la terapia con luz brillante (BL, por sus siglas en inglés) y la terapia del avance de fases del sueño (SPA, por sus siglas en inglés) disminuyen los síntomas de la depresión bipolar de forma mucho más rápida que los tratamientos limitados a los fármacos. En el segundo artículo se discute el uso de la terapia de la oscuridad como estabilizador del estado de ánimo.

Título: Respuesta antidepresiva rápida y sostenida mediante la privación del sueño y la cronoterapia aplicadas al trastorno bipolar. ("Rapid and sustained antidepressant response with sleep deprivation and chronotherapy in bipolar disorder.")
Fuente: Wu, J. C.; Kelsoe, J. R.; Schachat, C., et al. "Rapid and sustained antidepressant response with sleep deprivation and chronotherapy in bipolar disorder", Biological Psychiatry 66.3 (2009): 298-301.
Resumen: Contexto: el desarrollo de un tratamiento de acción rápida y sostenida para la depresión del trastorno afectivo bipolar (TAB) ha sido buscado por años. La terapia antidepresiva de resultados rápidos más documentada es la privación del sueño (SD), cuya acción aparece entre las primeras 24-48 horas en un 40-60% de los pacientes. Los antidepresivos convencionales por lo general requieren entre 2 y 8 semanas para mostrar resultados. Tal demora, cuya prolongación del sufrimiento puede aumentar el riesgo de suicidio, urge el desarrollo de estrategias de tratamientos alternativos. Este estudio evalúa la eficacia combinada de tres tratamientos circadianos (SD, luz brillante [BL], avance de fases del sueño [SPA]) como adyuvantes para el litio y los antidepresivos. Métodos: 49 pacientes de trastorno bipolar fueron asignados aleatoriamente a un grupo que incluía la cronoterapia en el tratamiento (grupo CAT: SD + BL + SPA) o a un grupo que sólo empleaba medicamentos (grupo MED). El resultado clínico se cuantificó usando la Escala de Hamilton para la Depresión (Hamilton Rating Scale for Depression).

Resultados: en comparación con el grupo MED, el grupo CAT registró una atenuación significativa de la depresión tras un tratamiento de 48 horas a base de SD, resultado que se sostuvo durante 7 semanas.

Conclusiones: este es el primer estudio que demuestra el beneficio de combinar tres intervenciones circadianas no invasivas en pacientes medicados para acelerar y sostener las respuestas antidepresivas, proveyendo una estrategia para un tratamiento seguro, de acción rápida y sostenida contra el trastorno bipolar.

Título: La terapia de la oscuridad para tratar el trastorno bipolar usando lentes de color ámbar para bloquear la luz azul. ("Dark therapy for bipolar disorder using amber lenses for blue light blockade.")

Fuente: Phelps, J. "Dark therapy for bipolar disorder using amber lenses for blue light blockade", Medical Hypotheses 70.2 (2008): 224-9.

Resumen: La "terapia de la oscuridad", en la que se emplea una oscuridad total como estabilizador del estado de ánimo para el trastorno bipolar —más o menos la versión opuesta de la terapia de la luz para la depresión—, goza de apoyo en varios estudios preliminares. Aunque la evidencia es limitada, la oscuridad parece poder organizar y estabilizar los ritmos circadianos. Pero el sometimiento a una completa oscuridad desde las 6 p.m. hasta las 8 a.m. del día siguiente, como se realiza en varios de los estudios, es poco práctico y tiene poca aceptación entre los pacientes. Sin embargo, algunos datos recientes de la psicología del ritmo circadiano humano sugieren que es posible una "oscuridad virtual" mediante el bloqueo de las longitudes de onda azules de la luz. Un fotorreceptor de la retina descubierto recientemente, cuyas fibras se conectan sólo con la región del reloj biológico en el hipotálamo, ha mostrado responder solamente a una banda estrecha de longitudes de onda de aproximadamente 450 nm. Los lentes de seguridad de color ámbar, que bloquean la transmisión de estas longitudes de onda, preservan los niveles nocturnos normales de melatonina en ambientes iluminados que de otro modo reducirían totalmente la producción de la misma. Por consiguiente, es posible influenciar los ritmos circadianos humanos empleando estos lentes en la noche para bloquear el impacto de la luz eléctrica, particularmente la luz azul de las pantallas de televisión cercanas, creando una "oscuridad virtual". Una forma de investigar la efectividad de esta estrategia es proveer lentes a pacientes que padecen interrupciones constantes del sueño de probable origen circadiano. Una serie de casos preliminares demuestra que algunos pacientes de trastorno bipolar experimentan una latencia reducida de inicio del sueño mediante esta técnica, sugiriendo un efecto circadiano. Si los lentes de color ámbar pueden efectivamente simular la oscuridad, una amplia variedad de enfermedades puede responder a esta sencilla herramienta terapéutica: formas comunes de insomnio, la privación del sueño en las madres lactantes, las interrupciones del ritmo circadiano en trabajadores con horarios irregulares y, tal vez, los trastornos bipolares de ciclos rápidos, una variación difícil de tratar de una enfermedad común.

La meditación para tratar la ansiedad propia del trastorno bipolar

Parece que la meditación puede ayudar a las personas que padecen el trastorno bipolar y que se encuentran en la remisión de sus síntomas de ansiedad. Se requiere mayor investigación acerca de este tratamiento complementario para el trastorno bipolar. Muchas personas se enfrentan a ambientes laborales muy estresantes, ante los cuales la meditación ha mostrado ser de ayuda.

Título: Terapia cognitiva basada en la conciencia plena para tratar los trastornos psiquiátricos: reseña sistemática y meta-análisis. ("Mindfulness based cognitive therapy for psychiatric disorders: a systematic review and meta-analysis.")
Fuente: Chiesa, A. y Serretti, A. "Mindfulness based cognitive therapy for psychiatric disorders: a systematic review and meta-analysis", Psychiatry Research 187.3 (2011): 441-53.
Resumen: La terapia cognitiva basada en la conciencia plena (MBCT, por sus siglas en inglés) es un programa de meditación fundamentado en la integración de la terapia cognitiva-conductual y la reducción del estrés por conciencia plena (mindfulness). El objetivo del presente trabajo es reseñar y conducir un meta-

análisis de los hallazgos referentes a la eficacia de la MBCT en el tratamiento de pacientes psiquiátricos. Se efectuó una búsqueda de literatura mediante cinco bases de datos electrónicas y referencias de artículos. Los principales hallazgos incluyen: 1) la MBCT, de manera conjunta con el tratamiento tradicional, dio mejores resultados que el tratamiento tradicional solo para reducir las recaídas de los pacientes de depresión mayor (DM) que tenían un historial de tres o más episodios depresivos anteriores (4 estudios); 2) la MBCT, con una discontinuación gradual de los antidepresivos de mantenimiento, fue asociada a similares tasas de recaídas al tiempo de un año en comparación con la continuación de los antidepresivos de mantenimiento (1 estudio); 3) la aplicación conjunta de la MBCT podría resultar útil para reducir los síntomas depresivos residuales en pacientes de DM (2 estudios) y para reducir los síntomas de ansiedad en pacientes con trastorno bipolar en remisión (1 estudio) y en pacientes con algunos trastornos de ansiedad (2 estudios). Sin embargo, varias deficiencias metodológicas, incluyendo tamaños reducidos de muestras de prueba y diseños no aleatorizados en algunos casos, y la ausencia de estudios que comparen grupos sometidos a la MBCT con grupos controlados, diseñados para distinguir los efectos específicos de tal práctica alternativa, enfatizan la necesidad de llevar a cabo mayores investigaciones.

La higiene del sueño y el trastorno bipolar

Un hábito de sueño regular, con una hora establecida para dormir cada día, es muy importante para el autocontrol de las personas que padecen trastornos bipolares. Parece que en individuos pre-bipolares ya existe un problema en los ciclos circadianos relacionados con el sueño y la vigilia. El siguiente estudio enfatiza la necesidad de habituarse a una higiene del sueño saludable para mantener a raya las hipomanías.

Título: Evaluación objetiva de la actividad circadiana y los patrones del sueño en individuos que presentan riesgos conductuales de hipomanía. ("Objective assessment of circadian activity and sleep patterns in individuals at behavioural risk of hypomania.")

Fuente: Ankers, D. y Jones, S. H. "Objective assessment of circadian activity and sleep patterns in individuals at behavioural risk of hypomania", Journal of Clinical Psychology 65.10 (2009): 1071-86.

Resumen: Aunque las interrupciones del sueño y de los ritmos circadianos son rasgos significativos del trastorno bipolar y se asocian con la severidad y la recurrencia del padecimiento, poco es lo que se conoce acerca de su significado en estados anteriores al desarrollo de la enfermedad. Por ello este estudio se encargó de investigar las variables haciendo uso de métodos de evaluación objetiva sobre una muestra de alto riesgo de desarrollar enfermedades emparentadas con el trastorno bipolar. 31 personas de alto riesgo y 24 personas controladas de la misma edad y sexo llevaron un actígrafo durante siete días para registrar datos de actividad circadiana y del sueño. Se obtuvieron también auto-mediciones del estado de ánimo, horarios del sueño y actividad cognitiva. Los participantes del grupo de alto riesgo mostraron una mayor variabilidad en la duración, fragmentación y eficiencia del sueño, menor número de horas de sueño y más tardíos y variables horarios de dormir en la noche que el grupo controlado. Igualmente mostraron una amplitud relativa de patrones de actividad más reducida e hicieron autoevaluaciones más positivas de sus experiencias hipomaníacas. La regresión logística mostró que las autoevaluaciones positivas y la variabilidad en los horarios de sueño fueron significativamente discriminadas entre los dos grupos. Los resultados sugieren que las diferencias de sueño y actividad circadiana son aparentes en los individuos de alto riesgo y, por consiguiente, pueden no representar simplemente un artefacto de la enfermedad. Tales individuos también reportan estilos cognitivos consistentes con los observados en pacientes bipolares. Se analiza la relevancia de estos resultados en el contexto de la evolución actual de la teoría de la inestabilidad del trastorno bipolar.

La Alianza Nacional de Enfermedades Mentales (NAMI) y el Grupo de Apoyo para Trastornos del Estado de Ánimo de la Ciudad de Nueva York (MDSG)

La NAMI

Si busca apoyo en su caso de trastorno bipolar, existe una red nacional de Alianzas locales. Si usted vive en una ciudad, es probable que haya una NAMI cerca a usted. NAMI es el acrónimo de National Alliance on Mental Illness (Alianza Nacional de Enfermedades Mentales). Los grupos que se reúnen en la NAMI pueden resultar útiles para encontrar información y apoyo, especialmente en caso de que usted esté pasando por su peor crisis.

http://www.nami.org

El MDSG

Si usted vive en la Ciudad de Nueva York y busca apoyo en su caso de trastorno bipolar, existe un grupo paritario muy unido que se reúne dos veces por semana en un hospital de Manhattan. MDSG significa Mood Disorders Support Group (Grupo de Apoyo para Trastornos del Estado de Ánimo), y centenares de personas acuden a él cada año en busca de apoyo para sus trastornos de depresión bipolar.

http://www.mdsg.org

Sobre Esquizofrenia

Los ácidos grasos omega-3 y la esquizofrenia

Hablemos ahora de la esquizofrenia en concreto.

La buena noticia acerca de la esquizofrenia es que puede prevenirse con sólo tomar cápsulas de omega-3. En personas jóvenes cuyas familias tienen antecedentes de esquizofrenia, los ácidos grasos omega-3 encontrados en los aceites de pescado o de kril pueden ayudar a prevenir la enfermedad desde su pródromo (estado precedente a la enfermedad). Sin embargo, nada es 100% seguro. El siguiente resumen de un artículo de MEDLINE presenta la información.

Título: Los ácidos grasos de cadena larga omega-3 para la prevención de los trastornos psicóticos: una prueba aleatorizada controlada con placebo. ("Long-chain omega-3 fatty acids for indicated prevention of psychotic disorders: a randomized, placebo-controlled trial.")
Fuente: Amminger, G. P.; Schäfer, M. R.; Papageorgiou, K., et al. "Long-chain omega-3 fatty acids for indicated prevention of psychotic disorders: a randomized, placebo-controlled trial", Archives of General Psychiatry 67.2 (2010): 146-54.
Resumen: Contexto: el empleo de los medicamentos antipsicóticos en la prevención de los trastornos mentales es materia de controversia. Los ácidos grasos poliinsaturados de cadena larga omega-3 pueden resultar benéficos sobre varias enfermedades, incluyendo la esquizofrenia. Dado que los ácidos grasos omega-3 son provechosos para la salud general y no conllevan efectos secundarios relevantes, su empleo en la prevención de la psicosis amerita investigación.
[…]
Conclusiones: los ácidos grasos poliinsaturados de cadena larga omega-3 reducen el riesgo de progresión hacia trastornos psicóticos, y pueden ofrecer una estrategia eficaz y confiable para la prevención en personas jóvenes con estados psicóticos subumbrales.

Así que las abuelas tenían razón: comer pescado sirve para el cerebro. Efectivamente, el aceite de pescado por lo general es beneficioso para la salud cardiovascular y cerebral.

Recientemente se ha comprobado que el aceite de kril es superior al de pescado en términos de biodisponibilidad de omega-3. El aceite de kril reduce la cantidad de grasa generada por el hígado, cuya acumulación puede volverse un problema entre las personas que toman medicamentos para la esquizofrenia. Además, el aceite de kril puede ayudar en casos de artritis reumatoide. Sin embargo, este aceite no ha sido estudiado como alternativa durante el pródromo de la esquizofrenia. Consulte a su médico acerca de cuál de los dos alimentos puede resultar más beneficioso en su caso particular: el aceite de pescado o el de kril.

La marihuana y la esquizofrenia

La marihuana no es tan inofensiva como muchas personas tienden a creer. Se sabe, por ejemplo, que fumarla puede inducir una paranoia temporal. Sin embargo no es tan conocido el hecho de que fumar marihuana puede causar esquizofrenia. Si su familia tiene antecedentes de la enfermedad pero usted aún no ha mostrado síntomas de psicosis, lo más recomendable es que se mantenga alejado de la marihuana, porque puede desencadenar el padecimiento. Se estima que aproximadamente el 50% de los casos de esquizofrenia se producen por agresiones ambientales sobre el cerebro. Una de éstas es el tetrahidrocannabinol (THC), el ingrediente activo de la marihuana. Durante mis labores en la biblioteca del NYSPI los pacientes consultaban el siguiente artículo acerca de la marihuana "Skunk":

La marihuana "Skunk" y la psicosis
Peter Pagano, LMSW

Las cantidades altas de tetrahidrocannabinol (THC), la sustancia activa de la marihuana (Cannabis sativa), puede causar una significativa incidencia de trastornos psicóticos, según un estudio reciente publicado por el Instituto de Psiquiatría de Londres, Inglaterra. Los niveles más altos de esta sustancia se encuentran en la variedad "Skunk" de la marihuana, la cual es cada vez más común entre los consumidores del Reino Unido. El estudio reportó que "Los consumidores de la marihuana presentan un riesgo mayor de desarrollar psicosis, un efecto atribuido a su ingrediente activo, el THC. En épocas recientes ha aumentado la preocupación por el incremento de las concentraciones de THC en los estupefacientes a los que se tiene acceso desde muchos países". Y el estudio concluyó que "El hallazgo de que muchas personas que padecen un primer episodio de psicosis han fumado de manera prolongada y frecuente marihuana de alta potencia indica que el THC es el factor de riesgo de psicosis. Esto tiene implicaciones importantes para la salud pública, dada la disponibilidad creciente del producto estupefaciente de alta potencia".

La reacción mediática en Inglaterra varió entre una manifestación abierta de pánico y llamados a políticas y penalidades de control a miradas de perspectiva que consideraron que las conclusiones del estudio no tenían un alcance más allá de lo informativo. Ciertamente, los autores del estudio señalaron que la drogadicción se detectó sólo en una pequeña parte de los casos de psicosis diagnosticados, no mayor al 10-15% del total. Los historiales clínicos familiares pudieron ser una causa de influencia mayor. Sin embargo, añadieron los autores, la marihuana, especialmente la de tipo "Skunk", debe ser considerada nociva para la salud en la misma forma en que ha sido considerado nocivo el alcohol como riesgo físico y mental por su uso prolongado. Y concluyeron sosteniendo que así como beber medio litro de vodka diario es mucho más riesgoso que beber una copa de vino diaria, fumar diariamente marihuana de variedad potente como la "Skunk" es mucho más nocivo que consumir ocasionalmente un tipo menos agresivo de estupefaciente.

Otros investigadores del Instituto de Psiquiatría encontraron que de aproximadamente 300 pacientes con primeros síntomas de psicosis, cerca del 80% consumía "Skunk" habitualmente.

Sin embargo, uno de los autores aseguró que se necesitaba mayor investigación referente a los riesgos de fumar diferentes tipos y cantidades de marihuana. Nehal P. Vadhan, profesor asistente de psicología clínica en la Universidad de Columbia y director del laboratorio de investigación neurosicológica del Centro de Investigación del Uso de Sustancias (SURC, por sus siglas en inglés) contribuyó al debate en una entrevista reciente: "Ha habido mucha preocupación últimamente acerca de los efectos del consumo de la marihuana de alta potencia conocida como "Skunk", la cual puede contener una cantidad de THC 3 ó 4 veces mayor que la de la marihuana regular, en cuanto al desarrollo de trastornos psicóticos como la esquizofrenia. Si, como sabemos, el consumo de la droga de forma frecuente y temprana contribuye al desarrollo del trastorno, con mayor razón la marihuana de alta potencia representa un riesgo notable. No obstante, es poco probable que la marihuana por sí sola sea causa de psicosis en personas que no presentan riesgo de desarrollarla; ejemplos de factores de riesgo son el parentesco con personas que han padecido la enfermedad o mostrar síntomas previos al trastorno. Las personas que experimenten los efectos adversos de la marihuana (de cualquier potencia) y no puedan controlar su consumo, deben buscar ayuda profesional para abandonar o al menos moderar el hábito".

Referencias

Di Forti, M., Morgan, C., Dazzan, P., et al. "High-potency cannabis and the risk of psychosis," The British Journal of Psychiatry (2009), Institute of Psychiatry, London, 195: 488-491.

Roberts, Michelle. "Skunk 'bigger psychosis risk' than other cannabis types," BBC News Website Page last updated at 02:43 GMT, Tuesday, 1 December 2009.

Vadhan, N. Assistant Professor of Clinical Psychology, New York State Psychiatric Institute, Remarks, January 2010.

El magnesio y el cerebro

He leído que el magnesio es importante para la memoria y otras habilidades cognitivas. Entiendo que esta importancia se debe a su papel en la mielinización, y se ha teorizado que algunas de las causas de la esquizofrenia radican en un problema de mielinización cerebral, por lo que se hace un llamado a consumir las cantidades diarias recomendarías de magnesio. No es extraña la correspondencia de esta teoría en la idea de que aproximadamente la mitad de la población de los países industrializados presenta niveles insuficientes de magnesio, y no me sorprendería enterarme de que la deficiencia de magnesio es la causa de problemas como la esquizofrenia. Pero no sobra la advertencia: no hay que consumir el mineral en exceso, puesto que puede tornar tóxico. Asegúrese de leer las etiquetas.

El ejercicio y la esquizofrenia

El ejercicio es fundamental para todo el mundo, y se vuelve aún más importante a la luz de estadísticas que muestran que, en promedio, las personas que padecen esquizofrenia mueren hasta 25 años más temprano que la población general. La salud de largo plazo es un beneficio reconocido del ejercicio, especialmente entre los pacientes de esquizofrenia, y una de las mejores y más sencillas formas de practicarlo es caminar. En cuanto a la depresión comórbida del trastorno, la luz solar es crucial. El siguiente artículo destaca la importancia del ejercicio en relación con la hiperglucemia, la inactividad física, la obesidad y las dislipidemias. Todos los anteriores son síntomas de hábitos poco saludables con presencia o no de diabetes. Indiscutiblemente, una de las acciones más positivas que puede realizar un esquizofrénico por su bien es salir a dar una caminata ligera por las mañanas.

Título: ¿Existen factores de riesgo modificables para reducir la excesiva mortalidad de la esquizofrenia? ("Are there modifiable risk factors which will reduce the excess mortality in schizophrenia?")

Fuente: Wildgust, H. J. y Beary, M. "Are there modifiable risk factors which will reduce the excess mortality in schizophrenia?", Journal of Psychopharmacology 24.4 (2010): 37-50.

Resumen: El reporte del año 2009 de la Organización Mundial de la Salud acerca de los riesgos de salud globales identifica la hipertensión, el tabaquismo, la hiperglucemia, la inactividad física, la obesidad y la dislipidemia (en este orden) como los seis principales factores modificables de riesgo de mortalidad. Los pacientes de esquizofrenia presentan todos estos factores. Un reducido número de estudios ha mostrado que pueden atenuarse, pero no hay estudios de larga duración que ofrezcan luz sobre su impacto en la mortalidad. Algunos estudios apoyan la idea de que los pacientes de esquizofrenia pueden estar muriendo prematuramente porque no reciben el mismo cuidado médico que la mayoría de la población. La literatura disponible sugiere que la carencia de ejercicio cardiorrespiratorio y de fuerza muscular es uno de los principales predictores de todas las causas de mortalidad en la población general. El tabaquismo continúa siendo uno de los factores de riesgo de mortalidad prematura más extendidos. La literatura apoya la tesis de que los programas de intervención sobre los estilos de vida que promueven el ejercicio, dejar de fumar y adherirse a tratamientos tienen un impacto significativo sobre la mortalidad de la esquizofrenia. Es importante garantizar que todos los pacientes estén acompañados de familiares o enfermeros para asegurar un tratamiento adecuado y evitar los prejuicios, así como para establecer estándares de ejercicio para los casos de esquizofrenia.

La alimentación y la esquizofrenia

En cuanto a la alimentación general es importante mantener controlado el peso entre las personas que padecen esquizofrenia. Los frutos secos pueden resultar de mucha ayuda para lograr este objetivo.

Título: Los efectos de los frutos secos sobre la salud: nueva evidencia epidemiológica. ("Nuts and health outcomes: new epidemiologic evidence.")

Fuente: Sabaté, Joan y Ang, Yen. "Nuts and health outcomes: new epidemiologic evidence", American Journal of Clinical Nutrition 89.5 (2009): 1643S-1648S.

Resumen: Este artículo reseña evidencia epidemiológica reciente de los efectos sobre la salud del consumo de frutos secos. Se enfoca en los estudios que han evaluado específicamente el consumo de frutos secos o que los incluyen en resultados cuantitativos mayores. Este tipo de estudios ha sido notablemente consistente en mostrar que existe una conexión entre el consumo de frutos secos y un menor riesgo de desarrollar enfermedad coronaria (CHD). Cierta evidencia reciente sugiere otros beneficios adicionales de este producto alimenticio. Es probable que su consumo frecuente reduzca el riesgo de diabetes mellitus en mujeres, pero sus efectos sobre la población masculina son desconocidos. La evidencia referente a los efectos anti-carcinogénicos de los frutos secos se encuentra más limitada debido a que los estudios de las últimas dos décadas no examinaron más de tres tipos de tumores, y los beneficios parecen manifestarse solamente en mujeres. Sin embargo, en ambos sexos se observaron beneficios protectores frente a los cálculos biliares por el consumo frecuente de frutos secos. Asimismo, se asocia un menor peso corporal y un menor riesgo a desarrollar obesidad con el consumo prolongado del producto. Un patrón alimenticio que incluya frutos secos tiene una conexión consistente con estados de salud positivos, lo que provee una evidencia indirecta sobre los beneficios de su consumo. Se requieren mayores estudios longitudinales para clarificar los efectos posibles de los frutos secos sobre enfermedades adicionales a la CHD.

La dieta mediterránea y el peso saludable

La dieta mediterránea no sólo es buena para el gusto: ¡es buena para el cuerpo!

Título: La terapia de comportamiento en el tratamiento de la obesidad (II): papel de la dieta mediterránea. ("Behavioural therapy in the treatment of obesity (II): role of the Mediterranean diet.")

Fuente: Garaulet, M. y Pérez de Heredia, F. "Behavioural therapy in the treatment of obesity (II): role of the Mediterranean diet", Nutrición hospitalaria 25.1 (2010): 9-17.

Resumen: Objetivos: La obesidad es consecuencia del desequilibrio entre gasto energético e ingesta, y la ingesta está influida por múltiples factores (psicosociales, laborales, etc.) Esta revisión analiza el papel de la Dieta Mediterránea en la terapia de comportamiento (TC) para la obesidad, una terapia multidisciplinar que prioriza los hábitos del paciente sobre la mera ingesta.

Ámbito: Se ha revisado la literatura reciente relacionada con las propiedades saludables de la Dieta Mediterránea, para determinar la idoneidad de su uso en el contexto de la TC.

Resultados: La TC ayuda a desarrollar habilidades y técnicas para adquirir hábitos apropiados y conseguir un peso saludable. El paciente aprende a establecer metas realistas en relación a su peso y comportamiento, y a evaluar su progreso con respecto a los cambios de hábitos alimentarios.

El empleo de la Dieta Mediterránea en el tratamiento de la obesidad presenta varias ventajas derivadas de los principios de esta dieta -variedad, alto contenido en carbohidratos, o alta capacidad saciante, previniendo hambres específicas y cetogénesis-, demostrándose efectiva en la pérdida de peso.

Conclusiones: La TC basada en la Dieta Mediterránea es una herramienta útil en el tratamiento de la obesidad. Esta dieta proporciona beneficios nutricionales ampliamente reconocidos, es compatible con la vida social, y se puede seguir a largo plazo, cumpliendo así los objetivos de la TC. Por ello, las terapias basadas en la Dieta Mediterránea ayudan a prolongar los periodos de tratamiento y mantenimiento, contribuyendo a una pérdida de peso más estable.

El ejercicio cerebral y la esquizofrenia

Los juegos que "ejercitan" el cerebro son populares entre las poblaciones mayores, y parece que también pueden ayudar a los pacientes de esquizofrenia en su habilidad mental. Algunos tipos de juegos de ordenador tales como los que están disponibles de forma gratuita en el sitio web http://www.gamesforthebrain.com pueden ayudar a las personas que padecen la enfermedad a mantener su cerebro en forma. Para acceder a una mayor selección simplemente hay que preguntar por juegos de "ejercicio" o "entrenamiento" cerebral en cualquier establecimiento de videojuegos. Hablamos de una industria que registra billones de dólares anuales, y en la que cada temporada varía la popularidad de los juegos.

Título: Meta-análisis del entrenamiento cognitivo sobre pacientes de esquizofrenia. ("A meta-analysis of cognitive remediation in schizophrenia.")
Fuente: McGurk, S. R.; Twamley, E. W.; Sitzer, D. I., et al. "A meta-analysis of cognitive remediation in schizophrenia", American Journal of Psychiatry 164.12 (2007): 1791-802.
Resumen: Objetivo: este estudio evaluó los efectos del entrenamiento cognitivo sobre el desempeño cognitivo, la conducta psicosocial y los síntomas de pacientes de esquizofrenia.
Método: se condujo un meta-análisis de 26 pruebas aleatorizadas controladas de entrenamiento cognitivo con 1.151 pacientes esquizofrénicos.
Resultados: el entrenamiento cognitivo fue asociado con significativas mejorías en los 3 objetivos, con un efecto medio en el desempeño cognitivo (0,41), un efecto ligeramente menor en la conducta psicosocial (0,36) y un efecto pequeño sobre los síntomas (0,28). Los efectos del entrenamiento cognitivo sobre la conducta psicosocial fueron significativamente mayores en los estudios que incluyeron rehabilitación psiquiátrica de forma adyuvante que en aquellos que evaluaron solamente el entrenamiento cognitivo.
Conclusiones: el entrenamiento cognitivo produce mejorías moderadas en el desempeño cognitivo, y en combinación con la rehabilitación siquiátrica mejora también la conducta psicosocial.

La teanina y la esquizofrenia

La L-teanina puede ser útil para las personas que padecen esquizofrenia. Se trata del aminoácido que contiene el té verde, por lo que éste resulta benéfico para el sistema nervioso. Parafraseando el siguiente artículo de un estudio israelí, cuando se combina el consumo de la L-teanina con los tratamientos antipsicóticos los síntomas de ansiedad y los trastornos esquizo-afectivos pueden presentar mejoras. También existe un artículo que menciona que la dehidroepiandrosterona (DHEA), en adición a la L-teanina, puede hacerlas más eficaces a ambas en conjunto. No obstante, esta información es relativamente nueva, así que no hay que confiar ciegamente en ello todavía. Pero podría ser de ayuda, vale la pena mencionarlo. Un artículo que me gustaría compartir aquí para guiar a su búsqueda en MEDLINE es:

Título: Niveles séricos del factor neurotrófico derivado del cerebro y la proporción molar entre el cortisol y el sulfato de dehidroepiandrosterona asociados con la respuesta clínica a la L-teanina como adición a la terapia antipsicótica en casos de esquizofrenia y trastornos esquizo-afectivos. ("Serum levels of brain-derived neurotrophic factor and cortisol to sulfate of dehydroepiandrosterone molar ratio associated with clinical response to l-theanine as augmentation of antipsychotic therapy in schizophrenia and schizoaffective disorder patients.")
Fuente: Miodownik, C.; Maayan, R.; Ratner, Y, et al. "Serum levels of brain-derived neurotrophic factor and cortisol to sulfate of dehydroepiandrosterone molar ratio associated with clinical response to l-theanine as augmentation of antipsychotic therapy in schizophrenia and schizoaffective disorder patients", Clinical Neuropharmacology 34.4 (2011): 155-60.

La meditación y la esquizofrenia

Es posible que la meditación en cantidades moderadas resulte de ayuda en el tratamiento de los síntomas y la recuperación psicológica de las personas que padecen esquizofrenia, según el siguiente artículo. Pero hay que hacer una advertencia: se ha reportado que la meditación demasiado profunda puede sumir a los pacientes en un estado psicótico. Yo mismo experimenté este fenómeno tras una sesión de meditación profunda de 45 minutos, aunque en mi caso la paranoia fue sólo temporal: me liberé de ella relativamente rápido al detener la meditación, y desde entonces he podido meditar por una hora sin complicaciones.

Título: Estudio piloto sobre la meditación de amor y bondad y los síntomas de la esquizofrenia. ("A pilot study of loving-kindness meditation for the negative symptoms of schizophrenia.")
Fuente: Johnson, D. P.; Penn, D. L.; Fredrickson, B. L., et al. "A pilot study of loving-kindness meditation for the negative symptoms of schizophrenia", Schizophrenia Research 129.2-3 (2011): 137-40.
Resumen: Este estudio piloto examinó la meditación de amor y bondad en 18 pacientes de trastornos del espectro esquizofrénico que padecían síntomas negativos importantes. Los hallazgos indicaron que la intervención aminoró los síntomas negativos y fortaleció las emociones positivas y la recuperación psicológica.

La metformina y el aumento de peso a causa de los medicamentos antipsicóticos

Los medicamentos antipsicóticos como la olanzapina (ziprexa) pueden ser causa de aumento de peso en los pacientes que los usan. La metformina, en conjunto con hábitos alimenticios y de ejercicio saludables, puede ayudar a evitar buena parte de este problema.

Título: La metformina para la obesidad y la desregulación glucémica en pacientes esquizofrénicos medicados. ("Metformin for obesity and glucose dysregulation in patients with schizophrenia receiving antipsychotic drugs.")
Fuente: Hasnain, M.; Fredrickson, S. K. y Vieweg, W. E. "Metformin for obesity and glucose dysregulation in patients with schizophrenia receiving antipsychotic drugs", Journal of

Psychopharmacology 25.6 (2011): 715-21.
Resumen: El aumento de peso y la desregulación glucémica por el uso de medicación antipsicótica incrementan el riesgo cardiovascular y contribuyen a la mortalidad prematura de los pacientes esquizofrénicos. Las intervenciones recomendadas actualmente para tratar las complicaciones metabólicas de los medicamentos antipsicóticos deben cambiar los mismos por medicamentos que produzcan menos efectos sobre el metabolismo, a la par que deben implementar cambios en el estilo de vida. Llevar a cabo estas intervenciones puede ser difícil. Hasta ahora, el progreso en el mejoramiento de las condiciones metabólicas y cardiovasculares de los pacientes de trastornos mentales mayores ha sido insuficiente. En este artículo se ofrece una reseña de la literatura referente a la metformina como tratamiento en el aumento de peso y la desregulación glucémica inducidos por medicamentos antipsicóticos y la literatura pertinente del programa de prevención de la diabetes. Se concluye que los adultos jóvenes que recién comienzan su tratamiento para la esquizofrenia con medicamentos antipsicóticos y que muestran un patrón de rápido aumento de peso y/o desregulación glucémica son los candidatos idóneos para el uso de la metformina en caso de que el cambio de la medicación por fármacos de menor carga metabólica no sea una opción o no aminore los efectos adversos. La terapia con metformina no debe excluir las intervenciones de estilos de vida saludables.

El cardo mariano para tratar el hígado graso en pacientes de medicamentos antipsicóticos

En Europa se ha empleado el cardo mariano o cardo lechero como tónico para el hígado por muchos años. Muchas personas medicadas con fármacos antipsicóticos desarrollan un problema de salud llamado hígado graso. El cardo mariano ha mostrado ser de ayuda ante esta enfermedad, además de actuar sobre otros problemas hepáticos.

Título: Reseña de plantas empleadas en el tratamiento de

enfermedades hepáticas (primera parte). ("A review of plants used in the treatment of liver disease: part 1.")

Fuente: Luper, S. "A review of plants used in the treatment of liver disease: part 1", Alternative Medicine Review 3.6 (1998): 410-21.

Resumen: Las plantas han sido usadas por herboristas y curanderos indígenas de todo el mundo en la prevención y el tratamiento de las enfermedades hepáticas. La investigación clínica de este siglo confirma la eficacia de muchos de tales tratamientos. Estudios científicos básicos han descubierto los mecanismos mediante los cuales varias plantas proporcionan efectos terapéuticos. El cardo mariano (Sylibum marianum) ha mostrado aplicaciones clínicas en el tratamiento de la hepatitis tóxica, el hígado graso, la cirrosis, la hepatitis isquémica, la toxicidad radioinducida y la hepatitis viral mediante efectos antioxidantes, anti-peroxidativos, antifibróticos, antiinflamatorios, inmunomoduladores y regeneradores del hígado. La katuka (Picrorhiza kurroa), aunque menos estudiada que el cardo mariano, parece tener aplicaciones y mecanismos de acción similares. En comparación con el cardo mariano, se encontró que el efecto hepatoprotector de la katuka puede llegar a ser incluso superior.

La socialización para evitar la soledad

Socializar es importante para todos, las personas que padecen esquizofrenia no son una excepción. Grupos como la National Alliance for the Mentally Ill (Alianza Nacional de Enfermos Mentales, NAMI) son buenas alternativas para las personas que desean pertenecer a una comunidad de apoyo compartido. El aislamiento no trae efectos positivos para nadie.

Además de esta clase de grupos de apoyo, existen diferentes comunidades localizadas basadas en el modelo club-house de Fountain House que ofrecen programas de trabajo mutuo y socialización.

Para contactar los grupos de la NAMI visite: http://www.nami.org
Para encontrar un club-house cerca a usted, en cualquier lugar del mundo, visite: http://www.iccd.org

El trabajo y la educación

Trabajar y educarse son actividades que pueden traer beneficios terapéuticos. En el año 1999, el ex-presidente Bill Clinton firmó una ley llamada "Ticket to Work" que busca ofrecer una red de empleo exclusiva para las personas discapacitadas en los Estados Unidos.

Visite el sitio web: http://www.yourtickettowork.com para obtener mayor información de utilidad sobre este programa.

Otros programas de utilidad incluyen la Work Incentive Planning and Assistance (Incentiva de Planeación y Asistencia Laboral, WIPA), ideados para ayudar a las personas discapacitadas a conservar los beneficios de seguridad social mientras encuentran un empleo.

Si usted vive en los Estados Unidos y necesita guía para hacerse beneficiario de los derechos por discapacidad, puede contactar a un abogado desde el sitio web: http://www.findlaw.com.

Para obtener más ayuda

Además, soy el autor de un libro que se encuentra disponible para Kindle o en formato impreso por un bajo costo en Amazon.com llamado A Schizophrenic Will (Un 'Will' de esquizofrenia, en su versión en español), en el que narro mi propia aventura hacia la salud mental. Si a usted le resulta de ayuda este libro, por favor no deje de darle reseñas o valoraciones positivas para que otras personas puedan beneficiarse de la misma forma.

¡Buena suerte y buena salud!
Cordialmente,
William Jiang, MLS

Este libro y sus fuentes han sido traducidos de los respectivos originales en inglés. Se ha puesto especial cuidado en la traducción de los diferentes documentos contenidos; sin embargo, en caso de que el lector encuentre cualquier tipo de error puede enviar un e-mail a la dirección de correo electrónico: kd3qc@yahoo.com.